Beiträge

zur

chirurgischen Myologie.

Von

Dr. F. Führer.

Berlin,
Druck und Verlag von G. Reimer.
1850.

Die chirurgische Anatomie erscheint uns eine wesentlich praktische Wissenschaft; sie ist nicht mehr ein Präparat der Leiche, sondern für sie lebt der Apparat, der Körper mit all' seinen Vorrichtungen und deren Theilen: für sie bewegt sich das Gelenk, für sie blutet das Gefäſs. Als Gegenstand hat sie daher die Organe und deren Function in ihren äuſserlichen Merkmalen zu betrachten, gleichviel ob krank oder gesund. Es ist ihre Aufgabe für die Praxis, in jedem zugänglichen Fall die Diagnose zu vermitteln, soweit dieselbe durch den Sitz und die Ausdehnung, die hervorgebrachte Entstellung und Störung der Function sich bestimmen läſst. Dagegen die Ursache eines Uebels, der Inhalt einer Geschwulst, eines kranken Gelenkes — wenn sie sich nicht von selbst ergeben — stehen ihrer Untersuchung fern, können jedoch, wenn sie ermittelt sind, zu weiteren anatomischen Folgerungen Anlaſs geben. Die chirurgische Anatomie kennt weder Fluctuation noch Crepitation, weder Krebs noch Atherom, wohl aber kennt sie die normale Structur der Gewebe, die normalen Formen, den Verlauf und den Zusammenhang der Gefäfse, die Beziehungen der Drüsen, die Wirkung der Muskeln, die Verbindung der Fascien; sie kennt Gelenke, Knochenhanäle, Bruchpforten, kurz alle die Hülfsmittel, welche vor allen Dingen die Localbeziehung eines Uebels feststellen und bei jeder Diagnose den Vorrang haben. Die Localveränderung ist es, welche sie nachweisen soll, soweit dieselbe aus äufserlichen Merkmalen zu *eruiren* ist. Aus der Diagnose folgen anatomische Indicationen. — Es ist unnöthig, darauf hinzuweisen, wie unentbehrlich sie von jeher war in operativer Hinsicht, als topographische Beschreibung. Doch diefs ist nur ein specieller Theil; das Feld ihrer diagnostischen Anwendung ist ungleich ausgedehnter.

Wenn noch Meckel den Vorwurf äufsern durfte, die Anatomie sei zur ausschliefslichen Dienerin der Chirurgie herabgewürdigt, so darf man umgekehrt jetzt behaupten, dafs die Anatomie nie glänzender und maafsgebender gewesen ist, als heutzutage. Sie dominirt die ganze Pathologie, und die Chirurgie, theoretisch sowohl wie praktisch, ist in vielen Theilen eben nur Anatomie am Lebenden. Diefs war aber erst möglich, seitdem uns die Anatomie mit Hülfe der Physiologie, der Physik, der klinischen und pathologisch-anatomischen Beobachtung aus dem lebendigen Körper verständlich geworden ist. Jetzt folgt sie uns, wie unser Schatten, unentbehrlich und ungerufen, sobald wir an die Praxis gehen. Sie ist die unveränderliche Norm, die sich am Bette des Patienten uns verkörpert, die unsere Untersuchung leitet. Wir sind beruhigt, wenn sie uns Stütze giebt; wir sind besorgt, wenn sie uns ohne Kunde läfst; sie straft uns, wenn wir unaufmerksam waren. — So giebt auch für die folgenden Untersuchungen die Anatomie den leitenden Faden und den Boden den den Thatsachen. Wir haben dabei die Gesichtspunkte festgehalten, welche wir für ihre chirurgische Anwendung aufgestellt haben, und fürchten nicht den Vorwurf, das Band ihrer Selbstständigkeit durch Freigebung gelockert zu haben.

I.
Die Function der Muskeln in chirurgisch-anatomischer Beziehung.

Untersuchen wir die Muskeln nach ihrem functionellem Verhalten, soweit die physiologische Norm als Basis chirurgischer Indicationen dient, so können wir im Allgemeinen folgende Sätze als Anhaltspunkte aufstellen:

I. Die Contraction eines Muskels besteht in einer gleichmäfsigen Verkürzung seiner Längendimension. Es geschieht die Zusammenziehung weder nach einem bestimmten Punkte, etwa dem Ursprunge oder dem Mittelpunkte zu, noch abwechselnd bald nach diesem bald nach jenem Ende, sondern in allen Theilen gleichmäfsig, wurmförmig oder wie ein Stück *Kautschuk.*

II. Zu den Knochen auf welche die Muskeln wirken, verhalten sie sich wie Zugkräfte zum Hebel. In den meisten Fällen regieren sie die Knochen als einarmige Hebel, indem diese ihren Drehpunkt an einem Ende — einem Gelenke haben. Der Theil, auf den ein Muskel wirkt giebt das *punctum mobile*, der Theil, an welchem er seine Stütze findet, das *punctum fixum.*

III. Findet sich beim einarmigen Hebel die Last nach dem entgegengesetzten Ende des Drehpunktes hin, und die Kraft zwischen beiden Punkten, so ist das Verhältnifs um so günstiger, je näher die Zugkraft der Last; beim zweiarmigen Hebel, dessen Drehpunkte zwischen Kraft und Last gelegen, stellt sich das statische Moment um so gröfser, je entfernter die Zugkraft vom Stützpunkt wirkt. Man kann endlich für alle Arten von Hebeln das Gesetz aufstellen: je entfernter der Angriffspunkt vom Drehpunkt ist, desto geringer der Kraftaufwand, desto energischer die Wirkung.

IV. Je mehr der Winkel, unter welchem eine Zugkraft auf den Hebel wirkt, sich einem rechten nähert, desto leichter und mächtiger die Aeufserung. Je mehr defshalb eine Zugkraft in dieselbe Ebene fällt mit ihrem Hebel, desto ungünstiger das Verhältnifs.

V. Zwei und mehr Muskeln, die gleichzeitig sich contrahiren, wirken in der Richtung ihrer Resultirenden.

VI. Muskeln, die einer entgegengesetzten Bewegung desselben Gliedes vorstehen, nennt man Antagonisten. Vermöge des ihnen innewohnenden Muskeltonus und der Bedingungen ihrer Lage, stehen sie im Zeitpunkte der Ruhe zu einander im Gleichgewicht. Hört diese ihre Action einseitig auf, so entstehen Störungen im Parallelismus ihrer Ebenen d. h. in der normalen Stellung ihrer Glieder.

VII. Muskeln, die zu einander im Antagonismus stehen, gehören einer verschiedenen Innervation an. Es können daher theilweise Alienationen innerhalb einer Innervationssphäre nicht gleichzeitig theilweise in der entgegengesetzten stattfinden.

VIII. Auch die willkürlichen Muskeln contrahiren sich unfreiwillig, sobald

1. ein krankhafter Reiz auf sie wirkt, der seinen Sitz im Nervensystem, oder in ihnen selbst, oder in ihrer Nachbarschaft haben kann;
2. sobald Abweichungen ans ihren normalen Verhältnissen die Bedingungen ihrer Wirksamkeit günstiger stellen.

Diese acht Sätze geben das Fundament für alle unsere folgenden Untersuchungen. Wir werden sie theilweise zu erläutern, für alle aber die Anwendung zu prüfen haben. Die elementare Begründung der beiden ersten Sätze gehört in das Gebiet der Physiologie; auch sind sie an und für sich klar genug, um, ihre Richtigkeit vorausgesetzt, sie unmittelbar zu praktischen Consequenzen zu benutzen, 3 und 4 bedürfen einer näheren Ausführung nach Grundsätzen der Mechanik, ehe wir ihre wichtigen Resultate entscheidend anwenden können.

Ad. III und IV. Enthielt der erste Satz eine Bestimmung des Begriffs Contraction, und der zweite eine Entwicklung des Verhältnisses der Muskeln zu ihren Gliedern, als Hebeln, so beziehen sich die beiden folgenden auf das Maafs der Kraftäufserung eines Muskels, insofern diese durch mechanische Vorrichtung bedingt ist. Die mechanische Einrichtung läfst sich natürlich mathematisch taxiren, und insofern bestimmen jene Sätze, dafs je gröfser der Winkel und je weiter vom Drehpunkt eine Kraft wirkt, desto leichter hebt oder bewegt sie die Last. Da die meisten Muskeln als schiefe Kräfte wirken, so haben wir deren Gesetze hiebei besonders zu berücksichtigen, und zwar:

1. Die schiefe Muskelkraft läfst sich nach dem Parallelogramm in zwei Seitenkräfte theilen, von denen die eine mit der Axe des Hebels parallel verläuft, die andere auf diese senkrecht stöfst. Da aber die Knochen innerhalb der Gelenke keine Locomotion, sondern nur eine veränderte Stellung innerhalb desselben Raumes einzugehen vermögen, so tritt jene erste Kraft aufser Wirkung. Nur wenn, wie bei Luxationen, Fracturen, der Widerstand des Stützpunktes unterbrochen ist, tritt auch die Kraftwirkung ein nach der Länge des Gliedes. In normalen Verhältnissen dagegen wirkt nur diejenige Seitenkraft auf die Bewegung des Hebels, welche vertical zu seiner Axe steht, während die parallele Kraft zur Fixation im Drehpunkt dient.

2. Das Perpendikel, welches bei schief angreifenden Kräften vom Drehpunkt auf die Richtungslinie des Zuges gedacht wird, bildet den eigentlich mathematischen Hebelarm. Denken wir uns z. B. aus der Mitte des Hüftgelenks eine grade Linie rechtwinklich auf die Richtungslinie der *glutei* gefällt, so haben wir in ihr den idealen Hebelarm der Kraft. Zwei Linien von den Endpunkten dieser Linie auf das Ansatzende des Muskels gezogen, schliefsen den Ansatzwinkel ein. Je gröfser dieser ist, desto gröfser wird die Entfernung der Zugkraft vom Drehpunkt, desto länger der ideale Hebel, desto leichter und energischer die Wirkung. —

Es ist deſshalb der Ansatzwinkel nicht zu verwechseln mit dem Angriffswinkel, welcher letzterer immer gleich ist einem rechten; denn auch die schräg wirkende Kraft wirkt wie ihre rechtwinkliche Seitenkraft, jener dagegen wird durch die Neigung des Muskels bei seiner Anheftung gegeben und bestimmt die Länge des mathematischen Hebels. — Bei der senkrecht angreifenden Kraft, fällt der mathematische Hebel parallel dem physischen. Die Bedingung günstiger Wirksamkeit ist also bei ihr ideal erfüllt.

Wir haben also für die relative Kraftgröſse nächst der physischen Stärke des Muskels zu berücksichtigen:

1. Die Entfernung des Angriffspunktes der Kraft (dem Ansatze des Muskels) vom Drehpunkt (dem Gelenk),
2. die Entfernung des Drehpunktes von der Zugslinie,
3. die aus beiden resultirende Gröſse des Ansatzwinkels.

Je mehr diese wachsen, desto günstiger die mechanischen Verhältnisse. Es kommt aber noch hinzu

4. der Angriffspunkt der Last. Diese liegt beim gewöhnlich einarmigen Hebel (Hebel III. Art) um so günstiger, je näher sie dem Angriffspunkte der Kraft rückt. Ist sie, wie dieſs meistens der Fall ist, auf den ganzen Hebel vertheilt, so ist das Verhältniſs natürlich um so günstiger je mehr sie an ihrem freien, mobilen Ende, oder wenigstens ihrem Schwerpunkt entsprechend gefaſst wird.

Diese angegebenen Data sind von der gröſsten Wichtigkeit für eine wissenschaftliche Beurtheilung aller Abweichungen, welche in chirurgischen Fällen in dem Verhältniſs zwischen Muskel und Knochen eintreten können. Wir verschieben indeſs diese Auseinandersetzung auf den Schluſs des Kapitels und begnügen uns durch wenige physiologische Beispiele obige Formeln zu erläutern. Der *masseter* z. B. steht fast senkrecht auf seinen Hebel, die *mandibula*, sein Ansatzwinkel ist seinem Angriffswinkel gleich d. h. jeder beträgt 90 Grad, er faſst ihn entfernt vom Drehpunkt, dem Gelenk, und hebt die Last des Unterkiefers selbst ungefähr in ihrer Mitte. Er ist also im Vortheil z. B. vor dem *temporalis*, der die Last an ihrem einen Ende und nahe am Drehpunkt faſst. — Die graden Augenmuskeln verhalten sich zum *bulbus* fast wie Tangenten zur Kugel. Verlegen wir den Drehpunkt in die Mitte des Auges, so beherrschen sie einen gleicharmigen Hebel, repräsentirt von den Querdurchmessern des *bulbus*. Sie greifen ihn an in der möglichsten Entfernung, an der Peripherie, und stehen zu ihm ziemlich im rechten Winkel. Dagegen ist z. B. der Winkel, unter welchem der *Flexor ulnaris* den *carpus* bewegt, fast nur durch das kleine *os pisiforme* vermittelt und der Drehpunkt fällt sehr nahe. Wie übrigens in diesem Fall durch das *os pisiforme*, so hilft die Natur in anderen Fällen etwas gigantischer nach, z. B. durch den *trochanter major*, durch die *apophysis calcanei*, oder durch Ablenkung der Sehnen in Knochenrinnen, wie unter den *Malleolen*, durch Häkchen wie die *trochlea*; kurz alle diese Einrichtungen sind darauf berechnet, den Winkel zu erweitern, den Drehpunkt zu entfernen.

Der folgende fünfte Satz bezieht sich auf das gleichzeitige Zusammenwirken mehrerer Muskeln. Auch er stützt sich auf eine mathematische Formel und bedarf an sich keines Beweises. In Rücksicht auf seinen materiellen Inhalt führen wir z. B. das Verhalten des *tibialis anticus* und *peronaeus brevis* an. Jener, fur sich allein wirkend zieht den innern Fuſsrand aufwärts, dieser hebt ihn nach auſsen und oben, beide zusammenwirkend ziehen ihn grade nach oben d. h. in der Richtung ihrer Diagonale. Dasselbe Gesetz waltet für die gleichzeitige Contraction der *sternocleidomastoidei*, dasselbe beim Zusammenwirken des *pectoralis major* und *latissimus dorsi*.

Ehe wir zur Erörterung der folgenden Sätze übergehen, wenden wir uns zu einer für die Ausdehnung der Muskelwirkung höchst wichtigen Frage, nämlich zu der Lehre von der sogenannten doppelten Function der Muskeln.

Wir wissen nicht, wer sie zuerst aufgestellt hat; genug, sie ist theilweise in der Natur begründet; wir wissen aber, dafs sie noch immer als allgemein gültiger Lehrsatz von Anatomen und Physiologen an die Spitze gestellt wird, und dieses scheint uns irrig. Wir wollen sie prüfen nach den bisher von uns erörterten allgemeinen Sätzen, und hoffen, trotz mancher Schwierigkeiten, wenigstens etwas mehr Bestimmtheit für jenen Begriff zu erreichen. Dafs auf eine richtige Erkenntnifs und Würdigung dieses Problems aufserordentlich viel ankommt, besonders in chirurgischer Beziehung, ist aus vielen Fällen mechanischer Difformitäten ersichtlich. Ist z. B. die Neigung des Beckens in der *coxalgie* durch die Beugemuskeln des Oberschenkels veranlafst? Gäbe man die These von der doppelten Function unbeschränkt zu, so würden wir bei allen Muskeln doppeltseitiger Contracturen gewärtig sein müssen, so würde z. B. auch die Consequenz daraus folgen, dafs die *Latissimi dorsi* einen Senkrücken machen könnten, was eine Absurdität ist.

Die Theorie der doppelten Function beruht auf dem Princip der labilen Fixation. Der Drehpunkt ist unveränderlich, das *punctum mobile* wechselt, oder für andere Fälle ist auch der Drehpunkt veränderlich. Eine Construction erster Art besitzt z. B. der Zirkel, dessen Schenkel abwechselnd oder gleichzeitig einer dem andern genähert werden können. Man sieht, dafs man mit dieser Lehre von dem einfachen Hebel, den wir zum Grund gelegt, sofort zu dem zusammengesetzten, gegliederten übergeht. Indefs es sei, so kann doch die zwiefache Bewegung nicht unmittelbar durch dieselben Muskeln bewirkt werden, indem etwa ihre Contraction sich willkürlich bald auf diesen, bald jenen der entgegengesetzten Punkte erstrecke. Denn Satz I haben wir gesehen, dafs die Contraction der Muskeln unter allen Umständen dieselbe ist, d. h. der Muskel zieht sich gleichmäfsig in sich zusammen, würde also, wenn beide Endpunkte der durch ein Charnier verbundenen Hebel gleich beweglich wären, beide mit gleicher Kraft gegen seine Mitte ziehen. Der einseitige Erfolg einer Muskelcontraction setzt demnach voraus, dafs der eine oder der andere seiner Ansatzpunkte fixirt sei. Es fragt sich nun, ob der Fixationspunkt beliebig wechseln könne, und ob ein Wechsel der Fixation auch allemal einen Wechsel des *punctum mobile* nach sich ziehe?

Stellen wir uns nun *stricte* die Fragen wann? und wann nicht? und unter welchen Bedingungen? die Muskeln eine doppelte Function üben; so können wir diese als allgemeines Gesetz von vornherein folgendermaafsen beschränken:

1. Aus Gründen der Mechanik können wir anticipiren, dafs in ihrem anatomischen Verhalten die meisten Muskeln günstig gestellt sind nur für **eine** Art der Thätigkeit; und diese ist die einfache Hebelwirkung, bei welcher *punctum fixum* und *punctum mobile* immer dieselben sind.
2. Für alle Bewegungen, denen ein besonderer Muskelapparat vorsteht, bedarf es für gewöhnlich keiner Nachhülfe, keines Ersatzes durch Muskeln anderer Bestimmung. Wenn Zwergfell und Intercostalmuskeln für Unterhaltung der Respiration genügen, so bedarf es nicht allein keiner weiteren, sondern es wäre ein physiologischer Excefs auch noch die *pectorales*, die *serrati*, die *scaleni*, die *sterncleidomastoidei*, ja bis zum *latissimus* und *cucullaris* in Action zu setzen.
3. Gegen die Theorie von der doppelten Function giebt es eine Reihe von Thatsachen, die als vollgültige Ausnahmen erscheinen. Der *pronator teres* kann nicht durch conträre Wirkung zugleich *supinator* sein; der *masseter* kann nur den Unterkiefer heben; der *palmaris longus* nur seine *Aponeurose* spannen, der *anconaeus* IV nicht *supinator* werden; der *rectus abdominis* kann das Becken nicht heben, und so viele folgende.

Forschen wir nun nach den Bedingungen, unter welchen eine doppelte, so zu sagen verkehrte Function zu Stande kommen kann, so sehen wir uns hier zur Annahme des zusammengesetzten Hebels genöthigt, sei es dafs dieser ursprünglich vorhanden ist oder durch irgend Mittel möglich gemacht werden kann. Zweitens müssen wir dann noch die Forderung stellen, dafs kein Mifsverhältnifs zwischen Last und Kraft vorhanden sei. Eine doppelte oder mehrfache Function kann demnach eintreten:

1. entweder durch einen Wechsel des Fixationspunktes der Kraft,
2. oder durch eine veränderte Stellung des Drehpunktes,
3. oder durch einen Wechsel des *punctum mobile*,
4. oder endlich durch zwei oder alle drei Abänderungen zur selben Zeit.

Unter diesen Bedingungen ist eine doppelte Bewegung möglich; soll aber ein Muskel mit derselben Leichtigkeit auf einen Doppelhebel agiren, so mufs die Last für beide Fälle möglichst gleich, müssen Angriffspunkt und Ansatzwinkel möglichst convenient, mufs endlich die Kraft möglichst gleich vertheilt und gleichmäfsig unterstützt sein. Dafs eine solche Harmonie selten stattfindet, ergiebt sich leicht. Wenn aber ein Muskel für eine Doppelbewegung einmal günstig, das andere Mal ungünstig gestellt ist, so ist nur jene ihm natürlich, ihm *adaequat*, während diese erzwungen und *pervers* erscheint. Nehmen wir z. B. den *biceps brachii*. Sollte er mit Leichtigkeit seinen Doppelhebel (Ober- und Unterarm) abwechselnd regieren, so müfste das Gewicht beider und der Widerstand ungefähr gleich, so müfste seine Befestigung am Vorderarm ebenso ausgedehnt und solide sein, als am *humerus*, so müfste endlich der Drehpunkt — das Ellbogengelenk — zwischen den wechselnden Angriffspunkten in der Mitte liegen. Es fällt in die Augen, welch ein Contrast gegen diese Kraftvertheilung obwaltet.

Doch betrachten wir die obigen Bedingungen näher. — Die allgemeine Antwort, wann? eine Inversion der Bewegungen stattfinden könne, ist mit ihnen schon gegeben. Wir haben indefs noch die materiellen Möglichkeiten jener Bewegungen, d. h. die concreten Fälle zu erörtern.

Halten wir uns dabei zunächst an den einfach zusammengesetzten Hebel, dessen beide Schenkel, gleichzeitig oder isolirt beweglich, durch einen gemeinschaftlichen Drehpunkt zusammengefügt sind.

1. Ein Wechsel des Fixationspunktes ist dann möglich, wenn die Insertion des Muskels von der Art ist, dafs sie eine hinreichende Unterstützung giebt. Betrachten wir einen beliebigen Muskel, dessen Wirkungsweise recht eclatant ist, und sehen wir zu, wie er durch die Anordnung seiner Bündel für diese Thätigkeit unterstützt ist, z. B. den *m. deltoideus*, insofern er den Oberarm hebt. Wir sehen, dafs der Theil, mit welchem er seinen Hebel ergreift, der dünnere, der befestigte Theil dagegen sehr breit und fast unmittelbar muskulös ist. Hieraus dürfen wir schliefsen, dafs, je mehr ein Muskel auch an seinem Insertionsende sich der Befestigung des *deltoideus* an seinem Ursprunge annähere, desto vortheilhafter seine Eigenschaften für eine doppelte Fixation und damit auch für die Chancen einer entgegengesetzten Wirkung sind. Es sind daher alle Muskeln, die lange fleischig bleiben und nur kurz sehnig sich ansetzen, daher im Allgemeinen die breiten Muskeln für die doppelte Function günstig construirt. Am hervorragendsten finden wir in dieser Beziehung den *cucullaris*, den *sternocleidomastoideus*, die *pectorales*, den *teres major* und *minor*, den *serratus anticus*, die *rhomboidei*, die *glutei*, den *iliacus*, *quadratus lumborum*, die *adductoren* des *femur*, den *pectineus*, den *m. popliteus* u. a. m. Wir dürfen jedoch bei Beurtheilung dieser Muskeln nicht übersehen, dafs ein möglicher Wechsel der Fixation, und wenn diese noch so sicher wäre, nicht immer hinreichend ist für die alternirende Bewegung.

Ueberblicken wir dagegen kurz die Muskeln mit einer anders beschaffenen Insertionsweise, so finden wir, dafs sie die hinreichende Unterstützung an diesen Enden nicht gewähren. Z. B. die Muskeln, welche in lange, schmale Sehnen auslaufen. Die Sehnen, an sich keiner Zusammenziehung fähig, auf langer Strecke in offenen Schneidewänden lose gleitend, vermögen keinen Halt zu bieten. Sie werden in allen Fällen der Contraction des Muskels nachgeben, d. h. die Theile bewegen, an welche sie sich festsetzen. Hierher gehören im Allgemeinen die *flexoren* und *extensoren* der Hände und Füfse. Manche Muskeln, die sich nur an Aponeurosen ausbreiten, wie die Hautmuskeln, die eigentlichen Spannmuskeln, manche Gesichtsmuskeln, selbst das Zwergfell, finden in ihrer freien Ausbreitung keinen Halt, keine Befestigung. Selbst für die breiten Bauchmuskeln scheint es wenigstens zweifelhaft, ob sie eine andere Wirkung haben können, als ihre Aponeurose zu spannen. Auch bei convulsivischen Exspirationen würde immer nur durch mittelbaren Druck auf's Zwergfell das Ausstofsen der Luft begünstigt werden. Für das Herabziehen der Rippen dienen andere Muskeln.

2. Ein Wechsel des *punctum mobile* ist dann möglich, wenn der Knochen, von welchem ein Muskel entspringt, ein beweglicher, und die Kraft des Muskels ihm gewachsen ist. Günstig ist das Verhältnifs beim einfach zusammengesetzten Hebel nur, wenn der Drehpunkt, das Gelenk, möglichst in der Mitte liegt, und für die Thätigkeit des Muskels beiderseits angemessene Befestigung stattfindet. — Wie wir bereits oben gesehen haben, ist für die meisten Muskeln die Befestigung an ihrem Ursprunge und an ihrem Ansatzpunkte eine ganz verschiedene, so dafs in der Regel nur jener für die Unterstützung tauglich ist. Umgekehrt verhält es sich mit der Motilität. Nur die *cauda* des Muskels, welche die ganze Kraft seiner Bündel in einer Sehne concentrirt, ist günstig geformt für die Bewegungsäufserung. — Dazu kommt, dafs die meisten Muskeln an ihrem Ursprunge fast gar keinen Winkel bilden. Es würde also für diesen Theil des Muskels die Zuglinie fast in dieselbe Ebene mit dem Hebel fallen, daher ziemlich annullirt werden. Der *soleus* vermag aus diesem Grunde den Unterschenkel nicht herabzuziehen, der *brachicus internus* den Oberarm nicht nach vorn zu bringen.

Fassen wir alle diese Gründe zusammen, so kann die doppelte Function keine Anwendung finden für die Muskeln der Hand, des Vorderarmes, des Ellbogens. Beim Sehultergelenk ist die Frage complicirter. Wird der *biceps* die *scapula* herabziehen? So lange der Kopf des *humerus* stehen bleibt — gewifs nicht; wird aber dieser herabgezogen, so folgt das Schulterblatt von selbst nach. Dieselbe Frage können wir aufwerfen für den *deltoideus* und mit demselben Einwurf zurückweisen. Ja, der *biceps* ist für ein Herabziehen des Schulterblatts noch besser gestellt, als jener; sein langer Kopf entspringt mit einer Sehne, die Sehne läuft über *caput humeri*, als einer Rolle, sie hat einen mathematischen Hebel u. s. w. Alles dieses entgeht aber mehr oder weniger dem *deltoideus*. Seine Contraction bei befestigtem *humerus* wirkt zunächst gegen *acromion*; weil der Muskel aber an diesem keine Befestigung hat, so strahlt die Kraft in seine Bündel aus und verliert sich in der Ebene seines Hebels. So günstig das *acromion* ist für den umgekehrten Zug, weil es Hebel und Winkel vergröfsert, so depotentiirend ist es für den Rückschlag, weil die Kraft auf den Rand des *acromion's* versetzt, sich sowohl nach verschiedenen Richtungen hin auflöst, als auch in der Fläche des Hebels wirkt. — Wir haben ferner den *supra-* und *infraspinatus*, den *subscapularis*. Eine Einwirkung dieser Muskeln auf die *scapula* ist aus denselben Gründen schwierig. Für sie fällt der Drehpunkt an's Ende ihrer Ausbreitung, ihr Ursprung nimmt eine ganze Fläche des Knochens ein, den sie bewegen sollen, ihre Zugkraft fällt daher theilweise in dieselbe Ebene. Günstiger verhält sich der *teres*. Er hat einen beweglichen Ursprung am untern Winkel der *scapula* und vermag, wenn der *humerus* fixirt ist, jenen heranzuziehen. Dieselbe Wirkung hat der lange Kopf des *triceps*. — Dagegen gehören viele Muskeln zwischen den Wirbeln, zwischen Wirbelsäule und Rippen, zwischen Wirbelsäule und Kopf, wieder zu denen, welchen kein zweites *punctum mobile* gelingt, so die *splenii capitis* und *colli*, *complexus* und *biventer*, *rhomboidei*, *serratus post.*, *levatores costarum etc.* — Dafs die *masseteren* den geöffneten Mund auch sollten schliefsen können durch Herabziehen dns Oberkiefers, erscheint unvereinbar mit ihrer natürlichen Anlage. Sie würden die Streckmuskeln des Nackens zu paralysiren haben, und *mandibula*, herabgezogen, müfste ganz andere Fixationsmittel besitzen. Dasselbe Verhalten zeigt sich bei den *pterygoidei*. Zu den Muskeln, die physisch gar kein zweites *punctum mobile* haben, gehören der *temporalis*, *frontalis*, *occipitalis*. Ihre etwaige Distraction hat auf den Knochen gar keinen Einflufs und äufsert sich höchstens in einigen Runzeln. Die Augenmuskeln ziehen immer nur gegen die *orbita*, der *triangularis sterni* nur gegen das Brustbein. Was die *m. sternohyo-* und *-thyreoideus* anbetrifft, so bezweifeln wir, dafs sie auf das Brustbein irgend eine Macht haben. — Wenn der Mechanismus der Respiration auf dem Herabziehen des Zwergfells und einer Axendrehung der Rippen beruht, wie diefs bereits von Haller und neuerdings von Vierordt und Traube nachgewiesen ist, so stehen die *pectorales* und *serratus anticus* zu ihr in gar keiner Beziehung.*)

So hätten wir denn eine grofse Anzahl von Muskeln, zu denen wir auch noch die *tibiales*, die *peronaei*, die *flexoren* und *extensoren* des Fufses rechnen müssen, eine grofse Anzahl, denen eine Aeufserung in umgekehrter Richtung mechanisch durchaus unmöglich ist; sie haben nur ein *punctum mobile*, sie beherrschen nur einen Hebel, sie haben nur einfache Function.

*) Anmerkuug. Ist Erweiterung des Thorax die Bedingung der Inspiration, so könnte die Wirkung der *serrati* nur Exspiration zur Folge haben. Wirken sie nämlich bei fixirter *scapula* auf die Rippen, von deren vorderen Flächen sie entspringen, bei einem gröfstentheils ganz parallelen Verlauf ihrer Dentationen, so werden sie den Thorax seitlich zusammen drücken und gegen das Brustbein zuspitzen. Während nun die Gestalt des Thorax in der Ruhe eine fast kreisförmige ist, würde sie bei dieser Formveränderung mehr konisch - eliptisch werden. Es ist nun aber die Capacität eines Körpers um so gröfser, je mehr sich bei gleicher Dimension seiner Wände, seine Gestalt der

Suchen wir nun, aufser dem *teres,* dem langen Kopf des *triceps,* nach ferneren Muskeln, denen ein zweites *punctum mobile* möglich ist, so stofsen wir wieder zunächst anf die Muskeln des Beckens, nnd unter diesen besonders auf diejenigen, welche wir bereits in Bezug auf eine doppelte Fixation als bevorzugt erkannt haben, nämlich die *glutei,* der *iliacus, pectineus,* die *adductoren.* Die erstgenannten entspringen zwar auch von einer Fläche, sie sind aber in ihrem Verlauf ausgespannt über eine Rolle oder Welle und agiren defshalb im Winkel nach beiden Seiten. Zugleich bemerken wir, dafs für all' diese Muskeln das Gelenk so ziemlich in den Mittelpunkt ihrer Contraction fällt. Dazu kommt, dafs das Becken so ganz frei, nur auf den Köpfen der Oberschenkel ballotirt und durch die leiseste Muskeltraction in seiner Schwebe verändert wird.

Die Frage wegen der *rotatoren* können wir hierbei nicht übergehen. Wenn es auch unglaublich scheint, dafs ein einzelner unter ihnen, ein *gemellus* oder *quadratus* das Becken herumzuwälzen im Stande wäre, so stellen sie doch vereinigt eine so ansehnliche Muskelkraft vor, und mit so ausgedehnter Befestigung, dafs ihre Mitwirkung bei manchen Schiefstellungen des Beckens unzweifelhaft wird.

3. Es bleibt uns jetzt noch die dritte Möglichkeit für die doppelte Function eines Muskels zu betrachten übrig, nämlich ein W e c h s e l d e s D r e h p u n k t e s.

Die Bedingung findet sich nur beim mehrfach zusammengesetzten Hebel realisirt, und es fragt sich: wo finden wir am Körper ein solches Hebelsystem? oder praktisch: wo

kreisförmigen nähert. Es würde also der Brustkorb durch die *serrati,* welche bis auf wenige Dentationen die Rippen nicht aufwärts ziehen, sondern nur comprimiren können, verengt. Diese Wirkung wird in der Norm durch den Widerstand der Rippen vereitelt; in der *racchitis* jedoch findet in Folge des Druckes durch Contraction der *serrati* ein wirklicher Einflufs auf die erweichten Rippen statt, wie aus der resultirenden H ü h n e r b r u s t sich zu ergeben scheint. Diese Contraction der Muskeln jedoch steht in keiner Beziehung zur Inspiration, begleitet nur wie gewöhnlich die Bewegungen des Armes.

haben wir Muskeln, die mehr als **ein** Gelenk beherrschen? — Wir haben sie und nicht ganz wenige, also eine neue Klasse von Muskeln mit meist unleugbar doppelter Function. — Diese Verhältnisse sind zu wichtig, als dafs wir nicht mehrere speciell erläutern sollten.

Beginnen wir mit dem *psoas*. Seine Bündel, sowohl an ihrem Ursprunge, als an ihrem Ansatze treten in concentrische Verbindung; durch seinen Verlauf über den *ramus horizontalis* bildet er offene Winkel nach beiden Seiten, mit langem mathematischen Hebelarm; seine Drehpunkte sind auf der einen Seite die Gelenke der Lumbalwirbel, auf der andern der Kopf im *acetabulum*; seine Hebel sind der Oberschenkel, das Becken und ein Drittheil der Wirbelsäule. Je nachdem nun entweder diese oder jener fixirt ist, wird entweder das *femur* flectirt, oder das Becken vorübergeneigt, oder auch die Wirbelsäule nach innen gezogen.

Für Becken, *femur*, Unterschenkel finden wir als bewegende Kraft den *rectus femoris*. Seine Drehpunkte hat er einmal im Kniegelenk, und im entgegengesetzten Fall im Hüftgelenk. Seine Action ist mehr als eine doppelte, sie ist vierfach. Ist der Fixationspunkt am Becken und der Drehpunkt im Knie, so wird dieses gestreckt. Tritt der Drehpunkt in's Hüftgelenk, so wird der Oberschenkel flectirt. Tritt aber die Befestigung an den Unterschenkel, und bleibt der Drehpunkt im Hüftgelenk, so wird das Becken vorübergeneigt. Fällt dagegen der Drehpunkt ins Kniegelenk, so wird der Oberschenkel gestreckt. Letztere Action tritt z. B. beim Aufstehen aus sitzender Stellung ein.

Dasselbe Hebelsystem, welches wir eben für die Wirkung des *rectus* beschrieben haben, besitzt noch einen anderen Regulator, nämlich in den drei Muskeln *biceps, semitendinosus* und *semimembranosus*. Sie beugen nicht allein das Knie, sie ziehen auch das Becken im *acetabulum* nach hinten herab.

Für *femur*, Unterschenkel und Fufs haben wir einen gemeinschaftlichen *motor* in dem *gastrocnemius*. Er streckt den Fuſs und beugt den Oberschenkel im Kniegelenk. Nur seine umfangreiche Stärke und die Beihülfe anderer Muskeln compensirt einigermaaſsen den Nachtheil seiner Sehne für den zweiten Act.

Ein ferneres zusammengesetztes Hebelsystem findet sich zwischen Unterkiefer und Zungenbein, repräsentirt durch den *digastricus*. Er ist nicht bloſs *biventer*, sondern besteht in der That aus zwei Muskeln, ursprünglich Antagonisten, von denen der eine unter *proc. mastoideus*, der andere von der *spina mandibulae* entspringt, und welche beide am *os hyoideum* zusammentreffend, in eine Sehne verschmelzen. Wirkt bloſs der vordere, so zieht er das Zungenbein herauf und nach vorn; wirkt bloſs der hintere Bauch, so zieht sich *os hyoideum* nach oben und hinten; wirken beide zugleich, so ziehen sie das Zungenbein gerade in die Höhe. Diesen Bewegungen folgt spontan der *larynx*. Wenn jedoch durch die *hyo-* und *-thyreoidei* der *larynx* herab gezogen wird, so vermag die gleichzeitige Contraction beider Portionen des *digastricus* auch die Kinnlade herabzuziehen. Wenn aber behauptet wird, daſs derselbe Muskel durch conträre Wirkung auch den Schädel nach hinten werfen, den Oberkiefer heben, und so auch auf diesem Wege den Mund öffnen könne — so kann es höchstens zum Erstaunen sein. Solche Behauptungen zu Liebe der doppelten Function sind mindestens Schwärmerei.

In die Kategorie der Muskeln, welche mehrgliedrige Hebel regieren, gehören auſser den genannten noch vorzüglich: der *cucullaris, levator scapulae*, der *longissimus dorsi* und *sacrolumbalis*, der *transversalis cervicis, cervicalis ascendens, spinalis dorsi*, der *quadratus lumborum*, der *sartorius* und *gracilis*, der *biceps brachii* und *sternocleidomastoideus*. Die verschiedene Wirkung der einzelnen läſst sich leicht ermitteln; wir müssen übrigens erinnern, daſs auch für die Muskeln dieser Klasse die Bedingung gilt: es darf kein Miſsverhältniſs zwischen Kraft und Last bestehen. Letzteres ist der Fall für die beiden nächst angeführten. Sie gehören nicht zu den Muskeln, die für gewöhnlich eine doppelte Function haben.

Ueberblicken wir das bisher Angeführte, so haben wir einmal die Gründe und zum Theil die Muskeln kennen gelernt, welche für die gewöhnliche, freie Bewegung eine doppelte Function niemals zulassen; zweitens haben wir für eine Reihe anderer Muskeln die Gründe erörtert, welche sie für eine doppelte Function constant befähigen. Letztere stellen wir noch einmal übersichtlich zusammen:

1. an der oberen Extremität:
   Mm. teres major et minor, caput longum tricipitis, levator scapulae;
2. am Oberschenkel und Becken:
   Mm. psoas, quadratus lumborum, iliacus, pectinaeus, rectus femoris, sartorius und *gracilis*, die *glutei*, die *rotatores*, der *biceps, semitendinosus* und *semimembranosus*, endlich die *adductores;*
3. am Unterschenkel:
   Mm. popliteus und *gastrocnemius.*
4. am Kopf nnd Wirbelsäule:
   Mm. digastricus, cucullaris, longissimus dorsi und *sacrolumbalis, transversalis cervicis, cervicalis ascendens, spinalis dorsi.* —

Es bleibt uns noch eine dritte Klasse von Muskeln, welche unter Umständen, bei aufserordentlichem Kraftaufwand und meist künstlicher Nachhülfe, aufser ihrer natürlichen Action, noch eine perverse Bewegung zu äufsern im Stande sind. Diese sind: die Muskeln der *scapula*, der *biceps humeri*, der *brachieus internus*, der *crureus* und die *vasti*, der *sternocleidomastoideus* und die *scaleni*. Auch die Muskeln des Vorderarms sind hier nicht ausgenommen. Bei gymnastischen Uebungen, beim Heben und Tragen schwerer Lasten, bei anstrengendem Ziehen, Schieben u. dgl. werden diese Muskeln künstlich vermocht, gegen ihren Fixationspunkt zu wirken. — Was insbesondere die *scaleni* anbetrifft, so gehört schon eine gröfsere Athemnoth, eine gewaltsame Streckung des Halses dazu, wenn sie auf die wenig beweglichen obersten Rippen wirken und die Inspiration unterstützen sollen. Noch viel mehr ist diefs mit den *sternocleidomastoideis* der Fall, welche wohl nur in krampfhafter Agone, wenn schon die übrigen Respirationsmuskeln paralysirt sind, noch das Sternum zu heben versuchen.

Die Chirurgie hat es mit diesen ungewöhnlichen Bewegungen nicht zu thun; sie kennt nur eine, die normale. Die Chirurgie selbst liefert uns unzählige Beweise für die Art der Muskelwirkungen, und zum Theil sind diese viel schlagender, als sie uns irgend die physiologische Untersuchung geben kann. Wir hätten sie als Grundlage nehmen können für unsere Erörterung und sind überzeugt, dafs manche Anschauung durch sie verdeutlicht wäre. Eine solche Analyse aber würde unter dem scheinbaren Einwurf der krankhaften Natur zu leiden haben; und da es das vornehmste Bestreben der Chirurgie ist, die pathologische Differenz auf das physiologische Maafs zurückzuführen, so mufsten wir vor allen Dingen dieses zu eruiren suchen. Die gesunde Norm zu ermitteln, ist um so dringender, als eine irrige physiologische Ansicht zu Irrthümern in der Diagnose führt. Selbst wenn die pathologische Abweichung noch so eclatant war, hat doch ein falsches Präjudiz über den abnormen Vorgang nur zu oft verblendet. Wir erinnern an die Lehren von den Rückgratskrümmungen, an die lang verkannte Lähmung des *serratus anticus*, an die divergenten Beurtheilungen des Klumpfufses u. s. w. Die chirurgische Myologie spielt eine so wichtige Rolle bei allen Fracturen, Luxationen, Rupturen, Contracturen, dafs es wohl präciser Anschauungen und richtiger Vorstellungen bedarf, wenn ihre Erfolge nicht von blindem Ungefähr abhängen und wirklich belohnend sein sollen.

Aus dem, was unsere Untersuchung über die doppelte Function der Muskeln ergeben hat, folgern wir für die chirurgische Anwendung vornämlich folgende Sätze:

1. Der erkrankte Muskel bewahrt den physiologischen Typus seiner Contraction.

2. Gehört der Muskel einem einfachen Hebel, so kann die entstehende Difformität nur in **einer** Richtung erscheinen.
3. Gehört der Muskel dagegen einem System von Hebeln an, so wird auch die Difformität in doppelter oder mehrfacher Richtung sich zeigen.

Den letzten Satz müssen wir praktisch dahin beschränken, dafs sich die Contractur zunächst immer auf den beweglicheren Hebelarm äufsert; dafs, wie bei jeder Contractur, so auch hier erst der Widerstand der Antagonisten erlahmen mufs, ehe sich nach der einen oder der andern Richtung hin fernere Verkrümmungen ausbilden können. Bei jedem Muskel jedoch, der einen doppelten Hebel regiert, mufs man einer doppelten Verkrümmung gewärtig sein. Derartig secundäre und concomittirende Erscheinungen werden nur zu leicht übersehen oder irrig ausgelegt. Eine Contractur im Kniegelenk durch *caput breve bicipitis* erzeugt, kann immer nur einfach, nur in dieser Richtung erscheinen. Nehmen aber *caput longum*, *semitendinosus* und *semimembranosus* Theil daran, so wird auch *tuber ischii* herabgezogen und steht an der leidenden Seite tiefer als an der gesunden. Wir haben diese Abweichung auch nach der *tenontomie* noch fortbestehen und dadurch das gestreckte Glied scheinbar verlängert gesehen. Durch Mitwirkung des *gastrocnemius* wird eine Complication mit Spitzfufs erzeugt, woran sich eben jene zu erkennen giebt. — Aus demselben Grunde kann eine Contractur des *soleus* nur die Ferse heraufziehen, gleichzeitige Contractur des *gastrocnemius* aber auch das Knie beugen. Zunächst tritt *pes equinus* ein, weil der Fufs die leichtere Last ist; wird aber die Contractur so mächtig, dafs sie den Widerstand der Streckmuskeln des Unterschenkels überwindet, so wird das Knie flectirt. Und diese zweite Curvatur kann so überwiegend sein, dafs die Patienten förmlich in die Knie sinken, und, wie Dieffenbach sie nennt, Kniewandler werden. — Ist der *psoas* contract, so äufsert sich seine Wirkung nicht blofs einseitig, entweder durch Flexion des Oberschenkels oder durch Einziehung des Beckens, sondern in beiden Richtungen gleichzeitig und gleichmäfsig. Daher in höheren Graden der Coxalgie die Contractur des *femur* und die gleichzeitige oft sehr ausgeschweifte Lordrosis. Je nachdem entweder mehr die Muskeln an der innern und Beugeseite des Schenkels wirken, oder die Muskeln der äufsern und Streckseite, tritt *spina anterior superior* entweder mehr zurück und hinauf, oder wird nach vorn und abwärts gedrängt. Eine Lordrosis, welche der *longissimus dorsi* erzeugen soll, kann sich nicht auf die Lumbalwirbel beschränken. — Bei späteren Gelengenheiten werden wir vielfach auf diese Verhältnisse zurückkommen müssen. Der contrahirte Muskel bleibt jetzt unsere Aufgabe.

Ad VI. Es führt uns dieser Satz zur Betrachtung des Antagonismus und seiner Störungen.

Wie es Muskeln giebt, welche die Hand beugen und andere, welche sie strecken, so giebt es Muskeln, welche den Rumpf nach der einen, und andere welche ihn nach der entgegengesetzten Seite neigen. Diese Wechselwirkung spielt am ganzen Körper, nach allen Richtungen, in denen die Gelenke bewegt werden können. Allein dieser Gegensatz äufsert sich nicht blofs vorübergehend, sondern er ist perpetuirlich. Diefs müssen wir urgiren. Diefs müssen wir zu beweisen suchen, soll nicht die Contractur nach Lähmung als ein leeres *post hoc ergo propter hoc* erscheinen.

Ein Moment, welches man bei der Mechanik der Körperbewegungen sehr in Anschlag zu bringen hat, ist die Gravitation. Für todte Körper hängt das Gleichgewicht allein von der Lage ihres Schwerpunktes ab; sie fallen, rollen u. s. w. sobald ihre Schwere nach der einen oder andern Seite neigt. Dagegen ist das Gleichgewicht unseres lebendigen Leibes diesem rein physischen Einflufs viel weniger unterworfen: es ist wandelbar, künstlich unterhalten und bis zu einem gewissen Grade der Willkür überlassen. Das Senkloth unserer Schwere fällt nicht zusammen mit der Axe unseres Körpers, sondern vor dieselbe. Diese Abweichung wird nur durch die Gegenwirkung der Muskeln unserer Rückseite compensirt. Hört diese Wirkung auf, so flectiren sich die Gelenke, und der Körper fällt seinem Uebergewicht gemäſs vorüber. Daher eine natürliche Uebergelenheit der Muskeln der Flexionsseite gegen ihre Antagonisten und die nothwendig ununterbrochene Thätigkeit dieser bei dem Mangel anderer Stützen.

Was die Gravitationslinie für den ganzen Körper, und schwankend wie sie, das ist *in specie* das Balancement der einzelnen Glieder in ihren Gelenken. Auch dieses ist nur künstlich durch Beihülfe der Muskeln hergestellt. Die Gelenke bieten mehr oder weniger die Conformation der schiefen Ebene und haben nach der abschüssigen Seite hin auſserdem den gröſsten Spielraum; es neigt der Schwerpunkt der eingefügten Glieder nach eben dieser Seite: sie müſsten also bei entsprechender Stellung nach dieser — gewöhnlich der Flexionsseite hin — eingeknickt sein, wenn es nicht Kräfte gäbe, welche unablässig bemüht wären diesen Einfluſs zu paralysiren. Die Muskeln, welche diese Bestimmung haben, erscheinen insofern als Antagonisten der Schwere. Werden diese Muskeln gelähmt, so hört die wagerechte Stellung der Gelenkflächen zu einander auf, die schiefe Ebene macht sich geltend und durch bloſsen Einfluſs ihrer Schwere fallen die Gelenke in Flexion.

Doch dieſs ist nur eine Erklärung der Difformität, welche nach Lähmung der Muskeln — vorherrschend Extensoren — entsteht. Der zweite Punkt ist die Contractur. — Wir haben gesehen, daſs die Wirkung der Streckmuskeln eine perpetuirliche sein muſs, wenn nicht der Parallelismus der Gelenkebenen gestört werden soll. Nehmen wir dieſs für jene an, so muſs auch ein ähnlich antagonistisches Verhältniſs für die Beugemuskeln existiren. Was einem Muskel als solchem zukommt, muſs generell auch für andere gelten. Wir müssen also auch den Beugemuskeln eine continuirliche Wirksamkeit zusprechen und allgemein unterscheiden zwischen einer doppelten Thätigkeit, einer willkürlichen, welche sich auf die

Bewegung erstreckt, und einer unwillkürlichen, welche besonders während der Ruhe auf eine Opposition gegen ihre Antagonisten und die etwa in Anschlag zu bringende Schwere sich bezieht, welche zwischen entgegengesetzten Muskelkräften das Gleichgewicht erhält.

Wir haben indeſs, auſser diesem indirecten, noch einen zweiten positiven Beweis, und zwar in der Erkenntniſs vom Muskeltonus. Wir bemerken nicht allein, daſs ein gelähmter Muskel sich anders verhält, als ein ruhender, sondern wir können uns auch noch die directe Anschauung verschaffen durch Betrachtung eines frischen Muskelbündels unter dem Mikroskop. Wir sehen, daſs es anfangs auf leise Reizung oder selbst spontan oft noch sehr lebhaft sich contrahirt, daſs aber immer ein gewisser Grad von Contraction auch in den Pausen noch vorhanden ist. Ja, diese Contractilität ist der Muskelfaser so eigenthümlich, daſs wir selbst längere Zeit nach dem Tode in den Furchen, die als Querstreifen erscheinen, noch das Product der Zusammenziehung finden. Nur durch längere Lähmung und Atrophie oder durch Zerstörung und Fäulniſs verliert der Muskel diese Eigenschaft.

Je mehr nun einerseits jede willkürliche Bewegung aufhört, je mehr darunter gleichzeitig der Muskeltonus leidet, desto stärker wird das Uebergewicht der Muskeln auf der andern Seite. Der Widerstand fällt weg und mehr und mehr folgen die Gelenke der einseitig fortdauernden Attraction. Ein Umstand noch begünstigt den Erfolg. Durch Lähmung auf der Streckseite fallen die Gelenke *eo ipso* in Flexion. Durch diese Stellung erweitert sich der Insertionswinkel, die Last wird näher gerückt und begünstigt dadurch den Erfolg einer für diesen erleichterten Mechanismus unverhältniſsmäſsigen Muskelkraft. Ob nicht auch in solchen Störungen der normalen Verhältnisse des Muskels, ein Reiz zu gröſserer, zu ungewöhnlicher Contraction liege, werden wir in der Folge sehen. — In demselben Maaſse, wie im Verfolg der Krankheit die falsche Stellung zunimmt, steigert sich auch die Kraft des Muskels, steigert sich die Contractur. Erst nach langem Bestehen hört sie auf ein vitaler Act zu sein, indem durch veränderte Ernährungsverhältnisse der Muskel mehr und mehr in einen fibröszelligen Strang sich umwandelt. Daher die Atrophie chronisch contracter Glieder.

So wäre denn mit Hülfe des fleifsigen Muskels das *post hoc ergo propter hoc* doch wahr geworden. Wir müssen uns oft in den exacten Wissenshaften mit diesem *post hoc* begnügen, wieviel mehr in der Chirurgie, die doch so reife Ansprüche nicht machen soll. Steht nur der Zusammenhang zwischen zwei Erscheinungen fest, als Grund und Folge, so ist die Vermittlung dieser Verbindung von untergeordnetem Werth. Und wenn wir sagen: Lähmung und Contractur sind zwei Federn, von denen die eine bricht, während die andere mit der Winde davongeht, so ist diese Auflösung zwar sehr mechanisch, doch nicht minder wahr.

Wenn wir praktisch die Wirkungen des Antagonismus bezeichnen, so bildet bald die Lähmung, bald die Contractur das hervorstechende Symptom und giebt den Namen her. Allein diese Diagnose ist völlig ungenügend. Wo Lähmung ist, da ist die Contractur ein Bastardleiden, ein falscher Prinz. Da letztere aber bestehen kann ohne antagonistische Lähmung, so wäre es wieder Täuschung für diese Fälle die Paralyse unterzuschieben, z. B. bei Contractur nach Gelenkleiden.

Auf jede Lähmung mufs eine Contractur der Antagonisten folgen; nicht blofs an Händen und Füfsen, sondern überall, wo das Leiden trifft. So sehen wir bei Lähmung des *facialis* einer Seite, dafs die kranke Gesichtshälfte ihre normalen Umrisse wenig ändert, während die gesunde Gesichtshälfte verzogen wird. So sehen wir bei Lähmung des *serratus magnus* den hintern Rand des Schulterblattes durch Wirkung seiner Antagonisten (*rhomboidei* und *levator scapulae*) hervor und etwas aufwärts gezogen. Lähmung des *musc. deltoideus* hat Contractur der *adductoren* des Schultergelenks zur Folge und zwar in so hohem Grade, dafs sie Ankylose, alte Luxation und dergleichen simulirt, und dafs alle Bewegungen des Oberarms auf die *scapula* übertragen werden, wie bei weitgediehener Coxalgie die Bewegungen des Oberschenkels im Becken vor sich gehen. Dennoch mufs man das Uebel als Paralyse characterisiren. — So sahen wir kürzlich einen Fall von ausgedehnter *Lordrosis* in Folge von Lähmung und Verödung beider *psoae* durch Abscedirung. — Unsere Leser werden erkennen, wie wichtig es für die Diagnose ist, diese antagonistischen Verhältnisse überall bei Muskelleiden im Auge zu haben.

Ad VII. Muskeln, die zu einander im Antagonismus stehen, gehören einer verschiedenen Innervation an. Der *plexus brachialis* sammelt zwar in sich die Zweige aller Armnerven, die einzelnen Stämme aber versorgen ein verschiedenes System von Muskeln, und nicht blofs die Stämme, sondern jeder Zweig, der in einen einzelnen Muskel tritt, hat, wie dieser, seine besondere Bestimmung, seine specifike Energie. Wie aber Muskeln, welche unter sich verwandte und im Vergleich mit anderen entgegengesetzte Function haben, eine Ordnung für sich bilden, so die Nervenzweige, welche nach dieser oder jener Ordnung hin sich ausbreiten. Sie bilden die Innervationssphäre eines zusammengesetzten Muskelapparates. So vereinigt der *n. medianus* in sich die Energien der Pronation und Flexion, der *n. radialis* die der Supination und Extension, während der *n. ulnaris* nur die Flexion der Ulnarseite beherrscht. — Findet sich nun eine **theilweise** Alienation innerhalb der einen Innervationssphäre, so kann diese nicht gleichzeitig **theilweise** in der entgegengesetzten stattfinden. Eine totale, auf sämmtliche Muskeln einer Kategorie sich erstreckende Functionsanomalie, läfst eine partielle im antagonistischen Kreise zu, weil in diesem Fall das Innervationscentrum weiter hinausgerückt und theilweise in Eins zusammenfallen kann. — Je mehr ein Nervenübel centralen Ursprung hat, desto umfangreicher seine Ausstrahlung; je mehr es peripherisch liegt, desto begränzter seine Bahn; diese Gränzen aber mufs es ganz erfüllen, ehe denn es in anderen, entfernteren auftreten kann. Wir können deſshalb auch sagen: Die Nerven einer gemeinschaftlichen Nervensphäre sammeln sich in **einem** Stamme, sie befinden sich in Conjunction, stehen aber zu dem separaten, gemeinschaftlichen Nervenstamme einer anderen Sphäre in Disjunction. So steht die Innervationssphäre des *n. tibialis post.* in Disjunction mit der Innervationssphäre des *peronaeus.* Es kann deſshalb z. B. eine Contractur, die sich in der Sphäre des *tibialis* zeigt, nicht eher in der Sphäre des *peronaeus* auftreten, als bis alle Muskeln, welche vom *tibialis* versehen werden, contract sind. Deſshalb steht die Contraction des *musc. tibialis anticus* beim *talipes varus* nicht in *Causalnexus* mit dem die Contraction des *m. tibialis posticus* veranlassenden Nervenleiden. Ein schlagenderes Beispiel dieser Art haben wir im *caput obstipum.* Gewiſs die Nervensphäre des *m. sternocleidomastoideus* der einen Seite ist so weit geschieden von der des *splenius* der entgegengesetzten, daſs man wirklich in Verlegenheit kommt, ein Uebel zu begreifen, das so vorsätzlich stets zwei so disparate Nerven treffen sollte.

Ad VIII. Wir wenden uns nun zu dem letzten der von uns aufgestellten allgemeinen Sätze, nämlich der unfreiwilligen Contraction willkürlicher Muskeln. Als ein in der Reflexthätigkeit der Muskeln begründetes Phänomen, findet es natürlich seine Anwendung bei allen Arten von Spasmen. Diese Fälle kümmern uns hier nicht. Auch haben wir bereits die Contractur als Ausdruck des gestörten Antagonismus früher besprochen. — Wir haben jetzt die Contraction in solchen Fällen zu untersuchen, in denen der ursächliche Reiz auſserhalb des Muskels und seiner Nerven liegt. Wir hätten in dieser Beziehung alle Veränderuugen zu prüfen, die überhaupt ein Muskel auf seiner Bahn erleiden kann, als da sind Calluswucherungen, Knochensplitter, Blutergüsse, Narben in der Umgebung, Geschwülste, welche sich unter ihm erheben, theilweise Zerreiſsungen des Muskels selbst, kurz Alles, was einen örtlichen Reiz auf ihn übt, oder seine

Bahn zu verändern im Stande ist; wir begnügen uns jedoch, da es sich nur um Feststellung und Erläuterung des Princips handelt, mit den drei bedeutendsten Zufällen, die ihm begegnen, nämlich Erkrankung seiner Gelenke, Luxationen, Fracturen.

Alle allgemeinen und speciellen Gesetze, welche wir bisher über das Verhalten der Muskeln aufgestellt haben, finden für die Beurtheilung genannter Zustände, die ausgedehnteste, unentbehrlichste Anwendung.

Das Verhalten der Muskeln zu erkrankten Gelenken zeigt sich in der regelwidrigen Stellung, welche die Gelenke einnehmen. Die Thätigkeit der Muskeln dabei ist eine secundäre und durchaus ihrer normalen Wirkungsweise analog. Sie bietet folgende übereinstimmende Erscheinungen:

1. Ein erkranktes Gelenk nimmt im Allgemeinen diejenige Stellung ein, welche die wenigsten Berührungspunkte bietet, oder, was dasselbe ist: die Stellung in welcher es den gröfsten Raum gewährt. Die vorwaltende Richtung ist die Flexion.

2. Bei allen intensiveren, sowie chronischen Gelenkleiden wird jene mehr passive Abweichung durch die entsprechenden Muskeln unterstützt. Die Contraction ist freiwillig, zur Linderung der Schmerzen, Spannung etc.

3. Verharrt das Gelenk in seiner abnormen Stellung, so wird die Contraction der Muskeln eine beständige, unwillkürliche, sie wird zur Contractur.

4. Die Contractur äufsert sich nicht blofs durch Fixirung des kranken Gelenkes in seiner Schiefstellung, sondern sie erstreckt sich nach dem ganzen Verlauf des Muskels und kann secundäre Abweichungen in weiteren Verbindungen zur Folge haben.

Bonnet hat über den ersten Punkt so verdienstvolle Untersuchungen angestellt, dafs dessen Triftigkeit nicht weiter eruirt zu werden braucht. Es ist Aufgabe der speciellen chirurgischen Anatomie, die Variationen zu bestimmen, welche für die einzelnen Gelenke obwalten. Wenn die Gelenkkapsel und Bänder zerstört sind, so treten die Chancen der Luxation ein, und mit ihnen eine neue Sphäre für die Muskelwirksamkeit.

Von allen Krankheiten der Gelenke hat das *malum coxae senile*, die arthritische Gelenkentzündung, wenn sie chronisch verläuft, am wenigsten Einflufs auf die Muskeln. — Die dabei vorkommenden stalaktitenförmigen Ablagerungen ragen selten bedeutend hervor, indem sie champignonartig gegen die Knochenränder sich umschlagen und erst allmählig in die Gelenkhöhlen sich einkeilen. Alsdann sind meist die Knorpel schon abgenutzt durch Schliff und Atrophie, Kapsel und Bänder sind verschoben und degenerirt, die Conformation der Gelenkflächen selbst verändert. Es tritt im Allgemeinen bei dumpfen Schmerzen mehr Unsicherheit im Gange, Unbrauchbarkeit des Gliedes ein, als Verkrümmung. Der Gelenkkopf schwankt innerhalb der ausgeschossenen Pfanne und macht den Gang straucheln; Verbiegungen, wenn sie eintreten, scheinen mehr seitlich gerichtet su sein. — In dem häufigen Zusammentreffen von reichen Büscheln Havers'scher Drüschen mit diesen Incrustationen, sowie in der Fettinfiltration der Knochenenden, zeigt sich die intime anorganische Verwandtschaft beider.

Was die Muskeln anbetrifft, die bei Gelenkleiden sich vorzugsweise contrahiren, so sind es allerdings diejenigen, welche die Erweiterung des Gelenkes begünstigen; doch nicht ausschliefslich und wahrscheinlich auch nicht zuerst. Mehr Anlafs noch zur Contraction scheinen diejenigen Muskeln zu finden, welche mit dem Umfange des Gelenkes am nächsten in Berührung treten, und diese sind nicht immer dieselben. Der Kopf des Hüftgelenkes tritt in Flexion und Rotation nach nach aufsen. Hier fällt die Contraction der Rotatoren mit der gröfstmöglichen Capacität des Gelenkes zusammen. Anders verhält es sich beim Oberarm. Er sollte in Flexion und Abduction treten. Allein die Abduction wird durch Einwirkung der Muskeln, welche sich an der innern Seite zunächst dem Gelenk ansetzen — *subscapularis, teres minor* — wenigstens sehr verkleinert. Ebenso werden an der Hand die

Finger verhältnifsmäfsig mehr gebeugt, als das Gelenk des *carpus.*

Was die Contractur betrifft, so ist ihr Vorgang ganz so, wie wir bereits bei Gelegenheit des Antagonismus ihn beschrieben haben. Nur darauf legen wir abermals Gewicht, dafs die fernere Contraction des Muskels durch jede Linie, welche die normale Richtung des Gelenkes verliert, an Kraft gewinnt. Da der Muskel nicht mehr erschlafft, so wird jeder neue Grad von Contraction für ihn ein Ruhepunkt; sie wird der Ausgangspunkt für die nächstfolgende. Wie Knotenpunkte einer Saite wird er näher und näher unterstützt und nimmt gleichmäfsig an Intensität der Spannung zu. — Je gröfser der Spielraum eines Gelenkes, desto ausgeprägter zeigt sich auch die Contractur. Sie äufsert ihren Einflufs in der ganzen Ausdehnung des Muskels; defshalb bei doppeltem Hebel die zwiefache Wirkung — die Schiefstellung des Beckens bei Hüftleiden, das Herabziehen des *tuber ischii* bei Verkrümmung des Kniegelenkes.

Luxation und Fractur bieten zwar, was die Betheiligung der Muskeln anbetrifft, manche Uebereinstimmung; doch sind der Eigenthümlichkeiten wieder so viele, dafs wir beide getrennt betrachten müssen. Alle diese Besonderheiten rühren aber davon her, dafs der Drehpunkt im ersten Fall verschoben, aufgehoben, im zweiten dagegen einer zuviel vorhanden ist.

Bei der Luxation, als Dislocation der Gelenkflächen, wird durch eine mechanische Veranlassung das ganze Gewicht des ausgerenkten Gliedes der Contraction der Muskeln übertragen. Die Muskeln, welche bisher nur durch ihre senkrechte Seitenkraft das Glied regierten, greifen ein mit ganzer Kraft. Allein weder dieses für sich, noch auch das gröfsere Gewicht können die Ursache ihrer vehementen Contractur sein. Das Gewicht sogar, die erschwerte Last, ist physisch das gröfste Hindernifs für die zu entwickelnde Kraftäufserung. Dafs die Contractur willkürlich oder gewissermaafsen ein selbstständig vitaler Act des Muskels sei, um die gefährdete Extremität an sich zu halten, wäre teleologisch und doch unzweckmäfsig; es läfst sich überdiefs faktisch widerlegen. Da nämlich bei Fracturen das Gewicht oft ebenso schwer fällt wie bei Luxationen, so kann nicht die Last des Gliedes die Ursache der ungleich stärkeren Anspannung derselben Muskeln sein. Es giebt indessen Fracturen in der Nähe der Gelenke, für welche der Grad der Muskelzusammenziehung von dem bei Luxation desselben Gelenks wenig differirt. Eine Fractur des unteren Endes des *humerus*, eine Fractur durch den grofsen *trochanter* können — von anderen Zeichen abgesehen — eine Luxation simuliren. Hier müssen also für beide Fälle die Bedingungen der Muskelcontraction ziemlich identisch sein. Und dafür finden wir kein anderes Moment, als dieses, welches das Zwischenschieben einer Rolle auf die Energie des Muskels übt. Der nach vorn luxirte *proc. cubitalis* des Oberarms giebt eine Rolle für den *biceps* und *brachieus internus*, der luxirte Kopf des Oberarms giebt eine Rolle, über welche der *pectoralis* wirkt, der nach hinten luxirte Kopf des *femur* eine Rolle für die *glutei*. Was wir somit praktisch entwickelt haben, könnten wir theoretisch kürzer definiren, wenn wir mit Rücksicht auf die mechanischen Momente, welche die Kraftgröfse eines Muskels bestimmen, folgendes statuiren: Bei Luxationen wird der Ansatzwinkel eines oder mehrerer Muskeln erweitert, ihr mathematischer Hebelarm verlängert. — Hierin liegt aber zugleich der Nachweis, warum nicht blofs jene Muskeln sich contrahiren, unter welche ein Knochen sich verschoben hat, sondern überhaupt alle diejenigen, welche, wenn nicht physisch, doch mechanisch in der angegebenen Weise begünstigt werden. Daher die Contractur der Muskeln des Daumenballens bei *luxatio pollicis* auf *dorsum metacarpi I.*, der Muskeln des Nackens bei *luxatio vertebrarum colli*, die Contractur der Adductoren bei *luxatio femoris* auf *incisura ischii*, der Abductoren bei seiner Abweichung auf *ramus horizontalis*. Mitunter wird auch die normale Bestimmung der Action mancher Muskeln durch die Luxation vernichtet, z. B. der Rotatoren. Ihre Function erlischt, sowie der Drehpunkt fehlt. Sie drehen das Glied nicht mehr um seine Axe, sondern ziehen es direct zu sich heran, während ihre bisherige Resultirende, durch den Drehpunkt modificirt, im Bogen wirkte. — Ein weiteres Moment, welches die Wirksamkeit der Muskeln auch bei Luxationen verstärkt, besteht darin, dafs die Last den contrahirten Muskeln näher rückt. — Wir finden also bei den Luxationen ein Princip faktisch bewährt, worauf wir schon öfter uns berufen haben, nämlich dieses, dafs ein Muskel **zur** Contraction gereizt wird durch Alles, was seine Wirksamkeit erleichtert, und in gleichem Maafse an Kraft zunimmt. Die Luxationen selbst geben uns Gelegenheit nachzuweisen, wie entgegengesetzte Bedingungen den Muskel erschlaffen. Doch werden wir diefs bei den Fracturen noch deutlicher erkennen.

Es ist nun wohl unnöthig, noch durch specielle Angaben den Vorgang bei Luxationen zu erschöpfen. Die Unbeweglichkeit, die veränderte Stellung, die Abweichungen in der Länge einer Extremität, sind leicht aus dem veränderten Mechanismus nachzuweisen.

Die Fractur, als Störung in der Continuität des Knochens, bedingt folgende Veränderungen, und zwar was den Knochen selbst anbetrifft,

1. so bekommt derselbe, als Hebel, ein regelwidriges zweites *punctum mobile.*
2. Die beiden Bruchenden werden meistens dislocirt und bewegen sich abgesondert,
3. bei Fracturen in der Nähe von Gelenken treten meist gleichzeitige Subluxationen dieser ein.

In Bezug auf die Theilnahme der Muskeln äufsert sich die Störung:

1. als Disharmonie in der Action der Muskeln, welche den Knochen als einfachen Hebel regieren sollten. Für die Muskeln unterhalb der Fractur ist die Einwirkung auf das höhere Gelenk unterbrochen und ebenso um-

gekehrt. Alle gleichzeitigen Bewegungen sind nur indirect übertragen.

2. Die Muskeln wirken nicht mehr allein durch ihre verticale Seitenkraft, sondern durch Aufhebung des festen Punktes auch mit der parallelen Kraft, also doppelt so stark. Diese tritt um so mehr hervor, als die Dislocation der Bruchenden den unteren Knochentheil dem freien Spiel der Muskeln überläfst. Wo keine Dislocation ist, behält der neue Drehpunkt die alte Richtung, die gleiche Ebene; die parallele Kraft hat hier keinen Einflufs.
3. Für die Muskeln oberhalb der Fractur ist die Last erleichtert; sie sind daher auch meist entschieden contrahirt. Und wie hinreifsend für sie die leichte Bagage ist, dafür giebt es sprechende Beispiele in den vollständigen Fracturen des *olecranon's*, der *patella*, der *apophysis calcanei*.
4. Dagegen für die Muskeln unterhalb der Fractur ist die Last erschwert. Sie zeigen sich daher auch meist nur wenig anspannt. Es mufs der Kranke den gebrochenen Arm stützen etc. Der Grad der Contraction ist sehr verschieden und zwar:
5. je bedeutender die Verschiebung (der Winkel), je näher die Last gerückt ist, desto straffer die Contraction (*Fractura femoris, fract. radii*). Je geringer jene, desto unmerklicher diese (*fr. scapulae, oss. ilium, maxillae inferioris*).
6. Für die Muskeln oberhalb, wie unterhalb, ist das Verhältnifs der Antagonisten oft mehr oder weniger unterbrochen, sie contrahiren sich unabhängig von einander. Bei einer Fractur des untern Endes des Radius ist die Supination unterbrochen, es steht dagegen die Hand in leichter Pronation. Bei einer Fractur durch den grofsen Rollhügel ist die Wechselwirkung zwischen den Adductoren und äufseren Beckenmuskeln aufgehoben. Jene werden erschlafft durch die gröfsere Last, diese

contrahiren sich aus der entgegengesetzten Ursache, aber auch wegen der mangelnden Gegenwirkung ihrer Antagonisten. — Bei einer Fractur des Unterschenkels steht das untere Bruchende fast aufser aller directen Muskeleinwirkung. Durch Aufrechtstellung des Fufses kann man der Contraction des *triceps surae* begegnen; schwieriger dagegen ist es, den Einflufs der Streckmuskeln auf das obere Fragment zu beschränken, und dieses wird daher leicht prominiren.

Die Schwierigkeit Luxationen eingerichtet zu erhalten, liegt nicht in den Muskeln, sondern in der Conformation der Gelenke; die Schwierigkeit Fracturen zu coaptiren liegt nur in den Muskeln. Die Indicationen für beide sind leicht zu ermitteln. Durch Gegendruck hat man die Contraction der Muskeln zu erschlaffen, durch passende Apparate die hergestellte Richtung zu erhalten.

Es liefern diese drei ausführlicher behandelten Klassen von Störungen im Bewegungsapparat, welche ihren Sitz nicht primär in den Muskeln haben, im Grofsen den Beweis für die secundäre Contractur der Muskeln auf Alteration ihrer mechanischen Verhältnisse. Wie hier im Grofsen, so tritt dieselbe Reizung ein in unzählig kleineren Fällen. Allein hier ist man noch mehr geneigt, die entstandene Difformitat nicht im veränderten Mechanismus, sondern in einer idiopathischen Muskelcontractur zu suchen, während diese doch nur die unschuldige Folge anderer Krankheitsmomente ist. So entsteht eine Contractur des Vorderarms auf Geschwülste in der Ellenbuge; so ist zunehmende Flexion der Finger oft das erste und auffallendste Zeichen eines *hydrops* der Synovialscheiden, wodurch die Sehnen der Flexoren vom *carpus* abgehoben werden. — Mit der Heilung eines Gelenkleidens an sich schwindet nicht immer die Contractur. Wird sie nicht durch orthopädische Maafsregeln verhindert, ankylosirt das Gelenk, so besteht sie fort. Auch nach eingerichteten Luxationen kann durch längere, einseitige Stellung der Extremität eine Contractur in dieser Richtung die

Folge sein. Wir sahen sie von Seiten der Adductoren nach einer völlig reponirten *Luxatio femoris.* — Zur Verkürzung der Extremität durch *coxarthrocace* oder durch *contractura genu* kann als Contractur ein *pes equinus* sich gesellen, so dafs auch beim Liegen die Fufsspitze herabgezogen bleibt.

Bei unwillkürlichen Muskeln sehen wir den Einflufs mechanischer Reizung noch in viel höherem Grade — die spastische Contractur des *oesophagus* auf fremde Körper, das *mouvement vermiculaire* der *urethra* auf eingeführte Sonden.

Doch, aufser diesen einfachen Contracturen, welche sich zunächst auf eine Veränderung in der Bahn hinzugesellen, giebt es noch andere, wir möchten sagen *tertiäre*, indem die erste Contractur durch die Begünstigung, welche sie für andere Muskeln in deren mechanischen Verhältnissen mit sich bringt, auch diese zur Contraction bewegt. Solche Fälle sind oft sehr complicirt, so dafs es schwer hält zu entscheiden, welcher Muskel eigentlich der erste Factor, der Dirigent der Schiefstellung ist, z. B. beim *talipes varus, genu valgum, contractura femoris.* Die Contractur des Vorderarms ist stets mehr oder weniger mit Pronation verbunden, da dem *pronator teres, flexor carpi radialis* die Last genähert und erleichtert wird. Oft wird es dadurch ganz unmöglich den Arm zu supiniren, obgleich die ursprünglich einfache Richtung eine reine Flexion war. — Zur *Contractura genu* gesellt sich immer ein leichtes *valgum*, welches jedoch erst zu Gesicht kommt, wenn es gelingt, das Knie bis zu einem gewissen Grade zu strecken. Die Contractur des Schultergelenks ist immer mit Rotation nach innen verbunden. — Oft erstreckt sich die Contractur auf ganz andere Hebel; aus einer entstehen zwei und drei in anscheinlich ganz fremden Gebieten. So sahen wir auf eine Contractur des *adductor* und *transversus hallucis*, wodurch die grofse Zehe ganz quer unter die Fufssohle verzogen war, eine Contractur der Extensoren der übrigen Zehen folgen. Diese, hinaufgedrängt durch den unter ihnen wie eine Leiste ruhenden *hallux*, stellten ihren Extensoren günstigere Winkel, traten ihnen näher, so dafs deren Sehnen wie angespannnte Stricke durchzufühlen waren. Gewifs wäre es unbillig gewesen, diese Helfershelfer zu behandeln wie den Urheber der Entstellung, den *m. adductor.* — Früher haben wir bereits gesehen, wie die Contractur des *gastrocnemius* nach einander *pes equinus* und *contractura genu* erzeugt. Diese hat aber wieder aus mechanischen Gründen eine Contractur im Hüftgelenk zur Folge, diese — eine Verschiebung des Beckens, dann der Wirbelsäule. — Tritt grofse Nachgiebigkeit im Knochenapparat hinzu, durch Krankheit oder Kindheit, so kann es kommen, dafs solche Individuen nur noch als krüppelhafte Zwerge am Boden kriechen. — Ein schlagendes Beispiel für die secundäre Contractur und die Entstellung in entfernteren Theilen liefert, aufser dem eben citirten Fall, noch das *caput obstipum.* Nicht allein, dafs der Kopf seitwärts vorübergeneigt wird, tritt auch noch eine Verbiegung der Wirbelsäule des Nackens ein, indem der *cucullaris*, die *splenii, transversus cervicis, cervicalis ascend.* zur Contraction mechanisch gereizt werden. In dritter Folge dann tritt eine sogenannte ausgleichende Abweichung der Wirbelsäule im unteren Theile ein. Endlich äufsert sich der Einflufs der primären Contractur selbst auf die Stellung der Gesichtszüge an der leidenden Seite.

Wie Räder eines Maschinenwerks greifen die Contracturen in einander, hat eine Contraction die andere zur Folge. Ein Muskel überhaupt contrahirt sich nie anhaltend allein, aber die Contractur der nachfolgenden ist nicht pathologisch, sondern nur mechanisch, die des ersten dagegen wenigstens oft krankhaft. — Wir werden noch Gelegenheit haben an speciellen Fällen nachzuweisen, wie selten wir eine einfach reine Contractur, sondern fast immer einen Complex von Contracturen vor uns haben, von denen jedoch nur eine krankhaft, die anderen mechanisch secundär erfolgen.

Die Fragen, welche wir in der vorstehenden Abhandlung zu beantworten versucht haben, betrafen: den Modus, die Wirkung, die Stärke, den Umfang einer Muskelzusammenziehung, die Trennung der Innervationssphären, die Spontaneität der Contractionen. Dem entsprechend haben wir gefunden:

1. Die Contraction an sich, ist eine gleichmäfsige, in ihrer Richtung unveränderlich;
2. sie äufsert sich auf den beweglichen Hebel;
3. ihre Kraftgröfse hängt, nächst der materiellen Stärke, von dem mechanischen Verhältnisse bei ihrem Ursprung und ihrer Insertion ab.
4. Die meisten Muskeln haben nur eine einfache, die wenigsten eine doppelte Function, und diese hängt ab: von der Anordnung ihrer Bündel, der Lage des Drehpunktes, der Bildung eines Winkels in der Nähe ihres Ursprungs, endlich von ihrer Vertheilung über mehrere Gelenke.
5. Die Innervation theilt sich je nach der Function der Muskeln in verwandte und disparate Energieen.
6. Die spontane Contraction tritt ein: auf Lähmung der Antagonisten, als Reflex eines Nervenleidens, endlich auf örtlichen Reiz durch veränderten Mechanismus.

Wir haben bereits die Tragweite dieser Gesetze an einzelnen Beispielen verfolgt. Allein ihr Einflufs ist so mächtig für die Beurtheilung von Muskelcontractionen und ihrer Folgen, so erschütternd für manch ehrwürdige Theorie, dafs wir durch neue und ausführliche Belege an speciellen Fällen sie verfolgen müssen.

Ein Muskel ohne Erkenntnifs seiner Function, ist ein Instrument, das man nicht brauchen kann. Und es giebt wenig Instrumente und Maschinen, deren Mechanismus so schwer zu controliren wäre, als der des Muskelapparats. Kennen wir doch kaum sein *primum movens*, die in Umlauf setzende Kraft. Scheint es auch nach den Versuchen von Matteucci, Longet, Du Bois nächst der willkürlichen durch die Nerven, noch eine zweite unwillkürlich-electrische zu geben, deren

Existenz sich gegenseitig bedingt, so bleibt doch selbst in den roheren Erscheinungsverhältnissen noch so manches Dunkel, dafs wir weit entfernt sind, zu glauben, durch jene Principien eine mehr als oberflächliche Erkenntnifs angebahnt zu haben.

II.

Chirurgische Anatomie des *talipes varus.*

Da unter den Gelehrten noch Uneinigkeit herrscht, welcher Muskel oder welche Muskeln den Klumpfufs herstellen; da auch noch vielfach die Devise gilt: was contrahirt ist zu durchschneiden, *sans peur et sans reproche*, während Andere nur einen Muskel trennen oder zwei, und diese wieder unter sich verschieden; so mufs die anatomische Diagnose des Klumpfufses noch schwankend sein.

Wir haben diese Zweifel und Lücken auf dem Wege der chirurgischen Anatomie zu heben gesucht und geben in dem Folgenden speciell die chirurgische Myologie des *talipes varus.* Nehmen wir einen Fall mittleren Grades und betrachten:

1. Die Form.

Beim *talipes varus* ist der Fufs verkürzt, der innere Fufsrand in die Höhe gezogen und in der Mitte eingeknickt. Von dieser Einbiegung geht eine Hautfurche aus, welche quer durch die *planta* bis nahe dem äufseren Fufsrande reicht. Auf dem *dorsum*, etwa $\frac{1}{2}''$ vor dem Fufsgelenk, sieht man einen rundlich-breiten Vorsprung, einen zweiten vor ihm, endlich einen dritten nach aufsen neben ihm. Die Ferse steht höher als normal. Der Kranke geht auf dem äufsern Fufsrande und setzt die Füfse mehr oder weniger über einander.

2. Das Skelett.

Betrachtet man das Knochengerüst eines *talipes varus*, wie wir Gelegenheit hatten, solches zu untersuchen, so findet man, dafs die Umgestaltung in einer Einwärtsdrehung des Fufses mit Aushöhlung und Verkürzung der *planta* besteht. Jene ist mit Heraufziehen des innern Fufsrandes und Abwärtsneigung des äufseren verbunden, letztere mit Abweichung in der Conformation des Fufses, welche je nach dem Grade der Knochenverschiebung mehr oder weniger hervorstechend ist. In ausgezeichneten Fällen erkennt man deutlich, dafs die Excavation der *planta* nicht blofs durch Verkürzung von vorn nach hinten, sondern auch durch eine seitliche Compression im Querdurchmesser vermittelt wird, dafs die Aushöhlung defshalb nicht queroval, sondern nachenförmig ist, mit dem Längsdurchmesser nach der Länge des Fufses.

Ist nämlich das Knochengerüst von Sehnen und Muskeln ganz frei präparirt, so finden wir das *os metatarsi hallucis* und *os cuneiforme I.* nach abwärts gezogen. Bei den übrigen Plantarknochen ist diefs nicht der Fall, sie bleiben in ihren normalen Verhältnissen, erleiden eine falsche Stellung, aber keine Verschiebung. Die nachenförmige Höhlung wird durch einseitige Senkung und zwar der innern Knochenwand hervorgebracht, die Verkürzung durch das Aufsteigen des *os naviculare.*

Die hintern Knochen der Fufswurzel, *calcaneus* und *astragalus*, sind etwas auswärts gewälzt, und ist ihre Längsaxe schräg von innen und vorn nach hinten und aufsen gerichtet. Der Kopf des *astragalus* steht höher als normal.

3. Muskeln und Nerven.

Wir sehen ab von dem Verlauf und den Anheftungspunkten des *triceps surae*, des *peronaeus longus* und *tibialis anticus* und betrachten einzig und allein den *musc. tibialis posticus.* Derselbe entspringt im *interstitium interosseum*, dicht unterhalb des *m. popliteus*, vom innern Winkel der *tibia* und der ganzen innern Fläche der *fibula.* Er begiebt sich um den innern Knöchel zur *planta pedis*, seine Zugsrichtung ist also nach aufsen und oben, seine Wirkung auf den Fufs nach innen und oben gerichtet. Der Muskel bleibt lange an seiner äufseren Seite fleischig. Seine Sehne geht durch den ersten Scheidengang des *lig. laciniatum*, nahe der Spitze des innern Knöchels, wendet sich längs der innern Seite des *capitulum tali* zum *proc. condyloideus* des Kahnbeins und dessen unterer Fläche. Hier breitet sich nun die Sehne in eine breite, starke, mit der tiefen Fafcie verwachsenen Aponeurose aus. Alle gröfsern Streck- und Beugemuskeln, alle Muskeln der Fufssohle gehen über sie hinweg. Die Aponeurose selbst liegt unmittelbar über der gemeinschaftlichen Synovialkapsel und den untern Gelenkbändern der *planta* ausgespannt. Bei jungen Subjecten ist sie ziemlich homogen, bei Erwachsenen mehrfach durchlöchert mit Ausstülpungen der *synovialis.* Bei diesen sind auch nach den Hauptansatzpunkten die Sehnenfasern verdichtet und zusammengezogen, so dafs sie in gröfseren Strängen sich isoliren lassen. Die vorzüglichsten Punkte aber, zu welchen fächerförmig die Sehne sich anschlägt, sind: der *proc. condyloideus* des Kahnbeins, die untere Fläche des *os cuneiforme I*, ferner das zweite und vorzüglich dritte Keilbein, woselbst sie mit den Querbändern an *basis ossium metatarsi* verschmilzt, endlich drittens die untere Fläche des *os cuboideum*, am inneren Rande des *lig. calcaneo-cuboideum.* Ein Sehnenstreif dieser aponeurotischen Ausbreitung begleitet den *musc. adductor hallucis*, welcher, vom *lig. calcaneo-cuboideum* entspringend, schräg durch die *planta* geht und über *basis oss. metatars. hallucis* zur ersten Phalanx.

Bei Betrachtung dieser Insertionsweise haben wir eine dreifache Wirkung von der Contraction dieses Muskels zu erwarten, nämlich

1. die Einbiegung des Fufses, die Verkürzung, welche, wie die folgende, durch seine Insertion am *os naviculare* herbeigeführt wird;
2. die Aufwärtsdrehung des innern Fufsrandes;
3. die seitliche Zusammenziehung der Fufswurzelknochen, welche vorzüglich durch seine Insertion an *os cuncif. I.* und *cuboideum* vermittelt wird.

Diese Wirkungsweise des Muskels hat schon Spigelius vollkommen erkannt, indem er ihm den Beinamen *nauticus* gab, des Klettermuskels, weil ihn die Matrosen vorzüglich gebrauchen, um an den Mastbäumen hinaufzuklimmen.

Der *m. tibialis posticus* bekommt seine Innervation von einem im oberen Abschnitt der Kniekehle sich ablösenden Zweige des *n. popliteus*, welcher sich bald in zwei weitere Aeste sich theilt, von denen der obere für den *m. popliteus*, der untere für den *m. tibialis p.* bestimmt ist. Dieses Stämmchen giebt keinem andern Muskel Aeste; seine beiden Zweige bleiben so lange vereinigt, bis gerade über der Furche zwischen beiden Muskeln die Spaltung stattfindet, und der eine Zweig in den untern Rand des *m. popliteus*, der andere in den oberen des *m. tibialis* sich senkt. Es harmonirt also, was die Innervation anbetrifft, die Rotation des Fuſses nach innen mit der Rotation der *tibia* nach innen.

Was die übrigen Muskeln betrifft, die bei Herstellung des *talipes varus* compromittirt sein könnten, so stammen die *n. surales* für *gastrocnemius* und *soleus* vom *n. ischiadicus*; der gemeinschaftliche Nerv für *flexor communis* und *longus hallucis* geht im untern Umfange der Kniekehle vom *n. tibialis posticus* ab; der *m. tibialis anticus* endlich bekommt seine Innervation vom *peronaeus*.

4. Mechanik des Klumpfuſses.

Für die Mechanik des *talipes varus* theilen wir den Fuſs ein in den Vorderfuſs und Hinterfuſs, welche beide durch den *sinus tarsi* geschieden werden.

Der *m. tibialis post.* beherrscht einen mehrfach gegliederten Winkelhebel, dessen einer Arm quer durch die *planta*, dessen zweiter parallel dem innern Fuſsrande nach vorn verläuft; beide werden mit einander verbunden durch das Gelenk zwischen *os cuneiforme I.* und *os naviculare*. Da seine Wirkung auf beide Arme eine gleichzeitige, aber verschiedene ist, so müssen wir sie gesondert betrachten.

Der Hebelarm, welcher quer durch die *planta* geht, ist bei weitem der längere, stärkere. Er wird gebildet von *os naviculare, cuneiforme III.* und *cuboideum*. Der zweite, kürzere, wird von *os navicul.* und *cuneif. I.* hergestellt.

Nehmen wir für den Augenblick die durch den Schnurlauf des *malleolus* dislocirte Zugsrichtung des Muskels für unverändert an, so fällt dieselbe senkrecht auf den ersten Hebelarm, so ziemlich die vordere Tarsusreihe. Diese bildet für ihn, vermöge der Entfaltung seiner Sehne und festen Ligamente, einen einfachen festen Hebel, dessen Drehpunkt der freie äufsere Rand des *os cuboideum* bildet, gesichert durch Ligamente, und welchen er angreift am innern untern Rande des *os naviculare*.

Sein mathematischer Hebel verläuft, wie immer bei senkrechten Kräften, parallel dem knöchernen. Sein Ansatz verliert sich in die Fläche seines Hebels. Seine Wirkung ist also die, dafs er *os naviculare* in die Höhe zieht, während *os cuboideum* sinkt.

Was den zweiten Hebelarm betrifft, so mufs der Muskel, da er sich festsetzt an den gegen die *planta* herabragenden *proc. condyloideus* des Kahnbeins das höher liegende *os cuneiforme I* wie über einer beweglichen Rolle herabziehen. Bei fortgesetzter Contraction wird zuletzt die Spitze des Kahnbeinforsatzes höher stehen, als die untere Fläche des Keilbeins. Diefs Herabziehen desselben wird aber überhaupt solange fortdauern, bis das gleiche Niveau für diesen Seitenhebel hergestellt ist, d. h. bis Kraft und Hebel in eine Ebene fallen. — Wie auf *os cuneif.*, ebenso wirkt die fortgesetzte Sehne auf *os metatars. hallucis.*

Indem der Muskel durch den *sulcus malleoli* läuft, wird die Zugsrichtung in Etwas modificirt. Es tritt in Folge dieser Dislocation zur einfach verticalen noch eine zweite schief-horizontale Kraft hinzu. Diefs hat zur Folge, dafs der Vorderfufs wenn er auch vorzugsweise um seine Queraxe gedreht wird, doch gleichzeitig nach hinten und etwas einwärts gezogen wird. Er trifft auf dieser Linie auf den Widerstand des *astragalus*, welcher dadurch zurück- und hinaufgeschoben wird. Für den *triceps surae* wird der Hebelarm dadurch länger, die Last genähert, und da sich seine Wirkung jetzt einzig auf den Hinterfufs beschränkt, die Last erleichtert. Das sind Gründe genug für ihn, dafs er sich contrahire. Jetzt erst tritt also auch die Bewegung im Fufsgelenk hinzu: der *calcaneus* wird gehoben, *astragalus* nach vorn aus dem Gelenk geschoben, der Hinterfufs gestreckt, doch nie in dem Grade, dafs sein vorderer Rand tiefer neige, als der hintere Rand des Vorderfufses; es steht im Gegentheil *tuberositas calcanei* immer höher als *os cuboideum*, *capitulum tali* höher als *os naviculare*, indem diese Abweichung nach vorn durch den Gegendruck des Vorderfufses ziemlich compensirt wird. Bei höheren Graden des Klumpfufses tritt mit der Zeit auch eine Axendrehung des *talus* und *calcaneus* ein, indem sie nach ihrem Querdurchmesser sich von aufsen nach innen rollen, so dafs die untere Fläche der Knochen zur innern, die äufsere zur Sohle wird. Dadurch tritt *malleolus externus* immer schärfer hervor, während *mall. internus* in den dicken Weichtheilen der *planta* verstrichen scheint. — Auch der Angriffspunkt für den *triceps* ändert sich, indem *tendo Achillis* allmählig vom oberen zum inneren Rande der *apophysis calcanei* übergleitet und durch diese Verschiebung die Difformität befördert.

Wir haben noch einen dritten Muskel zu berücksichtigen, der, wenn nicht die ganze Extensionssphäre des Unterschenkels gelähmt ist, sich häufig contrahirt zeigt. Der *tibialis anticus* nämlich, der auch mitunter die Tenotomie erleidet. Wir haben bereits bei einer früheren Gelegenheit das Gesetz der disjunktiven Nervensphären aufgestellt. Demzufolge kann der *ramus nervi peronaci*, welcher in den *m. tib. ant.* sich begiebt, nicht in Mitleidenschaft eines Uebels treten, welches einseitig den *nervus m. tib. post.* befällt. Die Ursache seiner Contraction ist mechanischer Art, denn, indem das *os naviculare* aufwärts, der Vorderfufs zugleich nach innen gezogen wird, rücken die Angriffspunkte des *m. tib. ant.* näher; die leichtere Last, der gröfsere Winkel thun das Uebrige. Beide Contracturen, des *tendo Achillis*, wie des *tibialis anticus*, sind aus rein mechanischen, nicht aus krankhaften Ursachen zu erklären. Dieselbe Bewandtnifs hat es mit der Contraction der übrigen Muskeln, dem *flexor longus hallucis*, *flexor longus communis*, besonders endlich mit den Muskeln der Fufssohle; sie werden mit der Zeit mehr oder weniger alle contrahirt sein, für das Uebel selbst aber sind sie unwesentlich und accommodiren sich nur der steigenden Difformität. Der einzige unter ihnen, welcher reellen Einflufs auf die Stellung des Fufses hat, ist der *adductor hallucis* und zwar zunächst durch den tendinösen Fortsatz vom *tibialis post.*, welcher ihn begleitet. Tritt dann seine selbständige Contraction ein, so zieht er die grofse Zeh abwärts nach aufsen, so dafs sie mitunter quer zur Sohle zu liegen kommt.

Um die Einzelwirkung der Muskeln zu erkennen, ist der paralytische Klumpfufs, mit Lähmung sämmtlicher Muskeln der Streckseite, vorzüglich geeignet. Bei solchen Füfsen läfst sich die normale Stellung meistens leicht restituiren. Die Individuen, besonders Kinder, welche daran leiden, setzen, wenn sie gehörig unterstützt werden, die *planta* ganz normal auf den Boden; sowie sie dagegen den Fufs erheben oder auch liegend die geringste Bewegung ausüben, tritt eine difforme Stellung ein, und zwar je nach der Muskeltraction, entweder ein reiner *pes equinus*, wenn nur der *triceps* wirkt, oder ein *talipes varus*, durchaus unabhängig von allen Seitenzügen, wenn der *tibialis post.* sich contrahirt, oder endlich ein Gemisch aus beiden Formen, *pes varo-equinus.* Dabei bleiben sämmtliche Muskeln der Streckseite aufser Activität. —

Wir hatten unsere Arbeit soweit beendet, als sich uns Gelegenheit bot mehrere Klumpfüfse anatomisch zu untersuchen. Herr Dr. Reinhardt war so gütig uns dieselben zur Präparation zu überlassen und schliefsen wir das Ergebnifs hiemit an.

5. Sectionsbefund.

An der Leiche einer alten hydropischen Frau fand sich beiderseits *talipes varus.* —

Sämmtliche Muskeln des Fufses waren erschlafft, die Gelenke vollkommen beweglich; lag der Fufs sich selbst überlassen, so nahm er seine falsche Stellung ein, durch geringe Kraft jedoch liefs er sich leicht in die normale zurückführen. Der Beschaffenheit der Gelenkbänder, wie der sehnigen Ausbreitung des *tibialis post.* kann allein die Erhaltung der falschen Stellung zugeschrieben werden. Inwiefern die vorhandene der im Leben dagewesenen entsprach, vermögen wir nicht anzugeben. Vorzüglich vermifsten wir jegliche Anspannung des *tendo Achillis* und daher alle Neigung zum *pes equinus.*

Der linke Fufs, an welchem die Difformität entwickelter schien, zeigte eine tiefe Einknickung in der Mitte seines innern Randes, und von derselben ausgehend eine tiefe Furche quer durch die *planta* bis auf eine kurze Strecke weit vom äufsern Rande, wo sie stumpf ablief. — Wie sich später ergab, entsprachen sowohl die Einknickung wie die Falte der Gelenkverbindung zwischen *os naviculare* und *astragalus,* also dem *sinus tarsi*, dem Schlüsselgelenk. Auch wurde durch die Furche genau der hintere Rand markirt, welcher die Querausbreitung der Sehne des *m. tibialis post.* begränzt. — Auf dem *dorsum* präsentirten sich die bekannten Knochenhervorragungen. —

Rotirte man den Vorderfufs, ohne den hintern Theil des Fufses zu stützen, aus der gestreckten geraden in die höchste Schiefstellung, so bewegte sich derselbe einzig und allein im mittleren Tarsalgelenk. Es gelang diese Bewegung mit ungewöhnlicher Leichtigkeit und in auffallend weiter Ausdehnung. Die Drehung betrug einen Bogen von mindestens 45°, während beim gesunden Fufs, und gleichfalls an der Leiche, der Rotationskreis nach Krause nur 20° beträgt.

Nachdem die Sehnen des *m. tibialis anticus, flexor long. hall.* nnd *tibialis posticus* frei gelegt waren, erwies sich ein Zug auf den zweiten Muskel durchaus ohne Einflufs auf die Stellung der *planta*; ein Zug an der Sehne des *tibialis anticus* führte den ganzen Fufs so ziemlich in gerader Stellung gegen die *tibia*; dagegen liefs sich durch einen Zug an der Sehne des *tibialis post.* sogleich und völlig unabhängig der äufserste Grad der Schiefstellung hervorrufen. *Os naviculare,* von unten heraufgezogen, trieb den *talus* von innen und unten schräg nach aufsen und hinten. Defshalb stand *tuberositas calcanei* auf dem *dorsum pedis* mehr nach der Mittellinie zu, die *apophysis* dagegen nach aufsen, in einer Richtschnur mit *proc. styloid. oss. metatarsi V.* —

Die Muskeln selbst hatten ihre normalen Ansatzpunkte, waren serös infiltrirt, zerreifslich, in fettiger Degeneration. — Unter dem Mikroskop zeigten sich in den Bündeln des *musc. peronaeus long.* viel loses Maschengewebe und grofse Fettzellen, selten einzelne Muskelfasern und diese ohne Querstreifen. — Der *m. tib. post.* obgleich schwach, zeigte doch für den allgemein marastischen Zustand noch feste, cylindrische und saturirt gefärbte Bündel, und obgleich mikroskopisch auch er nicht frei von fettiger Entartung war, enthielt er doch noch überwiegend Muskelfasern und diese quergestreift. Auf seiner äufsern Fläche fand sich ein starkes, sehniges Trabekelnetz entwickelt. — In der Fufssohle zeigte sich die aponeurotische Ausbreitung dieses Muskels in hohem Grade entwickelt. Es hatten sich die Sehnenfasern in solchem Maafse verdichtet und vermehrt, durch die anhaltende Contraction endlich so zusammengezogen, dafs man ganz distinct vier verschiedene Sehnenausläufe unterscheiden konnte, welche im Durchschnitt jede so stark waren, wie die Sehne des *tibialis anticus.* Der erste Fortsatz setzte sich an *proc. condyl. oss. navicularis* und ging von diesem über zur Basis des ersten Keilbeins, welches völlig herabgezogen war; ein zweiter vereinigte sich mit der Sehne des *adductor long. hallucis* und war doppelt so stark, als die Sehne des *Extensor longus*; der dritte, nach dem Verlauf der Diagonalrichtung, war am stärksten von allen und heftete sich an *os cuneif. III* und *basis oss. metatarsi*; die vierte endlich verlief zum *os cuboideum.* Alle vier Sehnen waren unter einander aponeurotisch verbunden und vereinigten sich hinter *os naviculare* in den Sehnenstamm.

Was die Bänder betrifft, so fand sich das *lig. astragalo-naviculare dorsale* sehr gedehnt; defsgleichen *lig. astragalo-calcaneum externum*, sowie das *lig. anterius externum*, welches von *malleolus externus* zum äufsern Umfange des *talus* sich begiebt; sie waren in hohem Grade gespannt und erschienen zugleich auch verdichtet.

Nachdem bei dieser Untersuchung an der vorderen-äufseren Seite des Fufsgelenks die hier dünne Fascie und zarte Kapsel abgehoben waren, zeigte sich der *astragalus* von seiner Gelenkverbindung mit *calcaneus* theilweise abgewichen, so dafs die Gelenkfläche des letzteren nach vorn und aufsen frei zu Tage lag. Ebenso war die obere Gelenkfläche des Körpers des *astragalus* mehr nach vorn gewichen und seine äufsere nach einwärts gedrängt, indem der ganze Knochen eine partielle Drehung um seine Queraxe nach aufsen erlitten hatte. Diefs war auch der Grund für die Spannung der Bänder, welche den *astragalus* an der äufsern Seite mit dem *calcaneus* und *malleolus* verbinden. Der letztere Tarsalknochen war in seiner Stellung weniger beeinträchtigt; sein äufserer Rand stand tiefer als der innere, sein vorderes Ende mehr nach einwärts gerichtet, als das hintere; übrigens war sein Drehpunkt derselbe geblieben, und der Knochen insbesondere nicht durch etwaige Wirkung der Wadenmuskeln nach rückwärts ausgewichen.

Die Untersuchung der Muskelnerven ergab folgendes: der *n. tibialis posticus* zeigte an der Stelle, wo er um den *malleolus* sich windet, ganz normales Verhalten.

Der *nervus musculi tibial. post.* zeigte in einem Stück dicht vor seinem Eintritt in den Muskel, seine Primitivfäden von einer sehr dicken, stark krümeligen Cortikalschicht umgeben, welche sehr dunkel gefärbt und vielfach mit granulirten Zellen besetzt erschien. In den Zwischenräumen auseinandergelegter Fibrillen fand sich vielfach gröbere Pigmentablagerung in verschiedenen Stadien, theils diffundirt — ein tiefrother Kern nach den Rändern gelblich verwaschen, theils in gröfseren Haufen von rothen rundlichen Körnern, und diese wieder entweder von Zellenmembran eingeschlossen oder frei zusammengruppirt. Aufserdem zahlreiche schwarze Molecüle, sowohl frei als noch in Zellen eingeschlossen. Endlich fanden sich noch einzelne völlig rubinglänzende Pigmentkrystalle.

Beobachtete man ein einzelnes Fädchen, so fand sich die Scheide hie und da varicös ausgedehnt. Der Primitivcylinder bewahrte aus dem Innern der Scheide eine Menge fester, schwarzer Molecüle, welche theils den Rändern anhingen, theils auf seiner Fläche lagen. Mitunter safs ein Conglommerat solcher scharf skizzirten schwarzen Körnchen seiner Spitze auf.

Der *nervus peronaeus*, nachdem er eine halbe Stunde der Luft ausgesetzt gewesen, erschien wie zerflossen, er war dünn, weich, zerreifslich, fettig gelb. Es war bei der Präparation schwer nur einzelne Nervenfäden herauszufinden und ohne Zerreifsung zu isoliren. Unter dem Mikroskop bestand das Objekt zum gröfstentheil aus Bindegewebe mit elastischen Fasern und grofsen platten Fettzellen, welche letztere vorzüglieh die wenigen, solitären Fibrillen umgaben. Diese selbst waren sehr blafs, mit einer durchscheinend hellen Hülse bekleidet, und mitunter garnicht mit Sicherheit zu constatiren.

Auch die *rami musculares* des *gastrocnemius* zeigten sich wider unser Erwarten krank — nach Analogie des *peronaeus*. Wir hatten ihn gesund zu finden erwartet. Waren auch seine Primitivfäden überall deutlich und reichlich vorhanden, so war doch die Rindensubstanz dünn und durchsichtig, vielfach mit Fettkörnchen besetzt; aufserdem aber fanden sich zwischen den Fasern sehr zahlreich kleine Fettbläschen.

War nun auch die Degeneration dieser Nerven ohne allen Einflufs auf den *varus*, so dafs der Muskel seiner Function noch völlig zu genügen im Stande war, so bleibt es doch einerseits auffallend den Nerven, der wahrscheinlich so viele Jahre einen Muskel in Contraction erhielt, in keinerlei Weise hypertrophisch zu finden; andrerseits aber ist es sehr überraschend, den Nerven, welcher nach der Ansicht der meisten Chirurgen den Hauptmotor für den *talipes varus* abgiebt, sogar in Atrophie zu sehen. — Es enthält dieser Befund in verschiedenen Muskelnerven fürwahr eine Aufforderung mit der Sonderung der Nervensphären lieber zu ängstlich zu verfahren, als recht breite Stämme einzuschliefsen.

Eine zweite spätere Untersuchung, die jedoch nur in Bezug auf die Nerven möglich war, führte zu wesentlich denselben Resultaten. Es war Klumpfufs beiderseits bei einem erwachsenen Manne, und, in Folge der Todtenstarre, die Muskelcontractur noch deutlich vorhanden. Die Nervenscheide des *nervus musc. tib. post.* war sehr verdickt, renitent, schwer abzulösen, die Markscheide dunkel, granulirt, schuppenartig über einander gerunzelt, die Nervenfasern breit gezogen oder varicös. Dazu kamen auch hier die eigenthümlichen reichen Pigmentablagerungen. Diese letzteren fehlten bei den Nervenästen des *triceps surae* gänzlich, wenn auch ihre Fasern leicht hypertrophirt erschienen. Der Muskel war deutlich angespannt zu fühlen, und die Ferse in die Höhe gezogen.

Das Bündel des *nervus peronaeus*, welches in die gleichnamigen Muskeln sich vertheilt, zeigte sich schon in der *fossa poplitea* theilweise in Bindegewebe, theilweise fettig degenerirt. Die vorhandenen Nervenfibrillen waren blafs, dünn, ohne Einschnürungen, bei feinen Contouren. Dagegen war das dicht von von ihrer Seite hergenommene Bündel für den *musc. tib. anticus* und *extensor communis* keineswegs in rückgängiger Metamorphose. Auch ragte die Sehne des ersteren Muskels angespannt unter der Haut hervor. Krankhaftes jedoch waren wir nicht im Stande zu entdecken.

Ein dritter Fall von *talipes varus*, den wir zu untersuchen Gelegenheit hatten, ist in negativer Hinsicht nicht minder interessant, als die vorliegenden. Derselbe betrifft ein Kind, welches mit *tal. varus* an beiden Füfsen geboren und wenige Tage nach der Geburt gestorben war. Die Difformität war an der Leiche nicht bedeutend, doch war es leicht möglich, sie sowohl sehr zu steigern, als auch den Fufs bei den erschlafften Muskeln gerade zu richten. Auffallend war eine gleichzeitige Verkrümmung beider Schienbeine nach aufsen. Wenn wir uns indessen vorstellen, dafs das Kind im Uterus mit angezogenen Beinen und kreuzweise übergeschlagenen Unterschenkeln, dabei von den Wänden des Uterus, bei wenig Fruchtwasser geprefst gelegen habe; so ist die ganze Difformität bei der Nachgiebigkeit der Theile leicht erklärlich. Es ist diese Ansicht über die Entstehung des angeborenen Klumpfufses von vielen Seiten geltend gemacht, und spricht in der That für diesen speciellen Fall noch manches Andere dafür. Bei Untersuchung des Schädels und des Gehirns fand sich aufser einiger Stase in den Blutleitern, welche indefs frischen Datums war, durchaus nichts Krankhaftes; namentlich waren die Hirnhöhlen fast callabirt, die Commissuren waren weder erweicht, noch *septum pellucidum* verdichtet. — Die Muskeln selbst und die Nervenstämme der betroffenen Glieder verhielten sich ganz normal. — Schon Dieffenbach hat darauf aufmerksam gemacht, dafs leichtere Grade von angeborenem Klumpfufs sich mit fortschreitendem Wachsthum öfter von selbst verlieren. Und gewifs, solange der anhaltende Druck keine vollständige Paralyse der Extensoren zur Folge gehabt hat, wird ein freier Gebrauch des Gliedes auch die normale Form restituiren können. — Ein aufserordentlicher Fall dieser Art präsentirte sich vor Kurzem in der Klinik von Professor B. Langenbeck. Bei einem zehnjährigen Knaben, der mit *talipes varus* an beiden Füfsen in gleich hohem Grade geboren war, hatte sich der Klumpfufs linkerseits schon nach 6 Wochen von selbst verloren, am rechten Fufse dagegen blieb er bis jetzthin bestehen, trotz orthopädischer Behandlung.

6. Indicationen.

Was die Sehnendurchschneidung beim *talipes varus* betrifft, so scheint nach den Ergebnissen unserer Untersuchung jede andere Tenotomie, als die des *tibialis posticus* hinreichender Motive zu entbehren. Ihre Ausführung ist übrigens manchen Schwierigkeiten unterworfen. Was die Wahl des Ortes anbetrifft, so giebt nur eine solche hinreichende Garantie für den Erfolg, welche die Sehne in ihrem Stamm zu treffen sucht. Die Durchschneidung der Aponeurose durchscheidet einerseits viel zuviel, denn sie verschont auch die Plantarmuskeln und andere Sehnen nicht, auf der andern Seite leistet sie wiederum zu wenig, weil sie die Angriffspunkte der Sehne an *os naviculare* und *cuboideum* nicht unwirksam macht, also den nächsten Einflufs auf das Schlüsselgelenk nicht aufhebt. Die Operation hinter dem Kahnbein unterliegt ihrerseits Schwierigkeiten. Die Sehne liegt fest am Knochen und verläuft in einer Scheide mit dem Flexor *longus hallucis*, man läuft also Gefahr sowohl irgend eine Gelenkkapsel zu verletzen, als auch mit demselben Schnitt die Nachbarsehnen zu treffen. Auch darf man nicht viel nach innen gehen, um nicht die *arteria plantaris* zu verletzen. Da indefs die Schwierigkeiten und die Gefahr zu nehmen, je höher man zum *malleolus* steigt, da ferner die Spaltung der Aponeurose — wenn sie wirklich ausgeführt wird, was wir für die meisten Fälle zu bezweifeln wagen — dieselben Uebelstände in höherem Grade mit sich bringt; so mag es doch immer am zweckmäfsigsten erscheinen, die Sehne dicht hinter dem in der Regel noch fühlbaren *proc. condyloid.* des Kahnbeins zu durchschneiden, doch mufs man mit dem Tenotom tief längs dem Knochen eingehen. Die Sehne des *flexor longus* hat sich hier bereits von ihr getrennt, und die Arterie verläuft mehr nach der Mitte der Sohle, dagegen tritt gerade hier die *saphena* unter der *planta* hervor und dürfte leicht von der Klinge gefangen werden. — Etwaige Verkürzung und Verdickung der der Aponeurose wird sich, sobald die Continuität aufgehoben und der Muskelzug paralysirt ist, durch die nachfolgende orthopädische Behandlung ausgleichen. —

Die orthopädische Behandlung hat die Aufgabe, den contrahirten Muskel zu erschlaffen, was durch Contraextension geschieht; zweitens hat sie die Contraction der Antagonisten möglichst zu begünstigen, was dadurch erreicht wird, dafs man ihnen die Last nähert, erleichtert, unter günstigeren Winkel stellt. — Beide Indicationen werden erfüllt durch fortgesetzte Abduction des Fufses bei gleichzeitiger Beugung desselben. Eine blofse Gradestellung führt allerdings auch zum Ziele, so gut wie eine Fractur des Radius heilt auf einer geraden Schiene und auf einer im Winkel auswärts gebogenen. Wie aber die letztere den Indicationen besser entspricht, das heifst, Streckung der contrahirten Muskeln erzwingt und das dislocirte Fragment eingerichtet erhält, so beim Klumpfufs eine Maschine durch welche der Fufs auswärts gestellt wird. —

Es sind die Fälle, in denen sich der *talipes varus* darstellt, wie wir ihn geschildert haben, die häufigeren, allein mitunter sind die Verkümmungen des Fufses so verwickelt, dafs es schwer ist, zu entscheiden, ob man es primär mit einer Contractur des *tibialis posticus* zu thun habe oder nicht? Handelt es sich nur um die Mechanik, so mufs es freilich immer dieser Muskel sein, der die Stellung des Klumpfufses bewirkt; handelt es sich jeeoch um die Behandlung, so kann die Contractur dieses Muskels ebensowohl secundär eintreten, wie die jedes anderen. Allein dann wird auch mehr oder weniger die reine Form des Klumpfufses gestört, es treten der Schiefstellungen neue und fremdartige hinzu, so dafs es aus den äufseren Erscheinungen fast unmöglich ist, den ätiologischen Zusammenhang der Contracturen und die Causal-Indication zu eruiren. — So sahen wir in einem Fall beide Füfse in der Stellung des *varus*; die Sehne des *musc. tibialis post.* war hinter *os naviculare* deutlich angespannt zu fühlen; doch die Sohle war flach, der *hallux*, statt herabgezogen und quer unter die Sohle gerichtet zu sein, war einwärts gedrückt, vollständig luxirt und lag zugleich quer über der Wurzel der ubrigen Zehen auf *dorsum pedis*. Der *extensor longus* und *brevis* waren in hohem Grade angespannt, ebenso der *tibialis anticus*. Es erklärt sich aus dieser antagonistischen Gegenwirkung der Extensoren vollkommen die fehlende Verkürzung des Fufses, der Mangel der nachenförmigen Grube und des *sulcus transversalis plantae*, allein in welchem Causalnexus diese Contracturen standen, ist aus der Form nicht zu ermitteln. Ob der *adductor* und *flexor hallucis* gelähmt waren, wodurch die Contractur des Extensoren, die Erweiterung des *interstitium interosseum* zwischen den beiden ersten *ossa metatarsi* entstanden, und so eine Erleichterung für den *m. tibialis post.* bedingt war? oder ob eine chronisch arthritische Entzündung primär den *hallux* in diese Stellung gebracht habe? beides scheint uns eher möglich, als dafs der *tibialis posticus* die ursprünglich einzige Schuld trage. — Derartig verwickelte und abweichende Formen sind übrigens nicht selten; sie fordern nur auf in der Diagnose des primären Muskelleidens um so behutsamer zu sein.

Man sieht, es ist die Theorie gebrechlich wie die Form.

III.

Das *genu valgum.*

Wir unterscheiden das angeborene und das acquirirte *genu valgum.*

Die angeborene Einwärtsstellung der Knie hat ihren Grund wahrscheinlich in einer ungleichen Entwicklung der Gelenkkörper; sie findet sich beiderseits, bleibt stationär und hindert in gelindem Grade den Gebrauch der Glieder nicht. Diese Form ist häufiger mit *talipes valgus* verbunden, und beide vereinigt haben wahrscheinlich ihren Grund in regelwidrig und beengter Lage während des Foetalzustandes.

Das erworbene *genu valgum* findet sich bald allein bestehend, bald mit *talipes varus* complicirt, bald an beiden meistens nur an einer Extremität. Es ist ein schmerzhaftes, für den Gang und die Bewegung hinderliches Leiden, welches sich steigert, je länger es andauert.

Seine Symptome sind:

Das Knie ist einwärts gerichtet, der Unterschenkel steht winkelförmig ab, der Oberschenkel ist nach vorn und innen rotirt, die *tibia* nach aufsen. *Condylus externus femoris* steht der *patella* näher, *condylus internus* hat sich von ihr entfernt; *tuberositas tibiae* steht nicht mehr in einer Linie mit der Mitte der Kniescheibe, sondern nach aufsen gewandt, ebenso ist die innere Kante der *tibia* nach vorn gedreht. In horizontaler Lage ruht das inflectirte Knie flach auf dem Lager. Wenn die Kranken gehen, so sinken sie ein im Kniegelenk und umschreiben kreisförmig den hinderlichen Vorsprung.

Findet sich Complication mit *talipes varus*, so ist das Knie gleichzeitig leicht gebeugt. Sucht man die Einknickung nach aufsen zu ziehen und die Extremität in gerade Richtung zu forciren, so bildet sich zwischen der Ebene des Lagers und dem Knie eine stumpfwinkliche Lücke, welche zeigt, dafs das Gelenk nicht blofs seitlich von aufsen nach innen eingezogen, sondern auch in seiner Längsaxe contrahirt ist.

Das *genu valgum* entwickelt sich im Allgemeinen nur in jüngern Jahren. Drei Möglichkeiten sind es vorzüglich, welche sein Zustandekommen bewirken:

1. falsche Stellungen und zwar Einwärtsbiegungen des Knie's, welche zur Gewohnheit wurden. Krämerlehrlinge, Bäcker, Tischler, Schlosser scheinen ihnen vorzugsweise zu verfallen. Meist sind es schmächtige, leucophlegmatische Individuen, schnell aufgeschossen und daher — wie unter den Bäckern — auch immer die jüngsten. Bei den Genannten soll es darin seinen Grund haben, dafs sie Nachts am Backtrog die Knie anlehnen — *in slumbry agitation*. Dazu nehmen sie breite Basis und lassen eines oder beide Knie einwärtssinken. So entwickelt sich bei ihnen, wie der Kunstausdruck sagt, ein „Steuer" oder ein „Stuhl". Bei Krämerburschen mag es ähnlichen Grund haben. Sie läuten ihren Feierabend ein beim Stampfen in niedrigen Mörsern, beim Aussieben von Bohnen und Körnern, beim Drehen des Kaffeesieders. Sie beginnen früh Morgens mit demselben Geschäft, ruhen auf ihren Knieen und erzielen sich endlich noch durch einseitiges Tragen von Packen und Körben ein gothisch Schemelbein. — Bei Tischlern ist es die Stellung besonders beim Hobeln, Sägen u. s. w., welche sie einzunehmen gezwungen sind, indem sie bei quergestellten Fufse auf das eingeknickte Bein sich stützen.

2. Krankheiten der Knochen und Gelenke. *Genu valgum* sahen wir wiederholt in Folge von *racchitis*. Ein-

mal bei einem vierjährigen Kinde noch während des Bestehens der Knochenerweichung. Während rechts gleich unterhalb des Knies die *tibia* rund ausgeschweift war — die gewöhnliche Verbiegung —, bestand links ein vollständiges *genu valgum* ohne weitere Verkrümmung der Röhrenknochen. — Bei Sectionen fanden wir einigemal stalaktitenförmige Ablagerungen, welche zwischen die Gelenkflächen sich eingeschoben und durch Veränderung der Conformation des Gelenkes die Schiefstellung verursacht zu haben schienen. Es war bei älteren Individuen, bei denen sich die nämlichen Incrustationen im Hüftgelenk u. s. w. fanden. Der ursächliche Procefs spielte seit vielen Jahren, wie aus der gleichzeitigen Zerstörung der *menisci*, dem theilweisen Schwund der Korpelflächen und einer merklichen Verkleinerung der äufseren Gelenkkörper durch nachfolgenden Druck und Schliff hervorging. — Endlich sahen wir *genu valgum* nach Fractur beider Knochen des Unterschenkels, wahrscheinllch, weil Pat. vor gehöriger Consolidation umhergegangen war. Als wir ihn sahen, war nicht allein der Unterschenkel an der Bruchstelle convex nach innen gebogen, aufgetrieben durch Callusmassen, sondern auch das Knie hatte sich einwärts gesenkt, je mehr der Fufs und Unterschenkel auswichen. Dabei hatten die Knochen in der Gelenkverbindung ganz die beschriebene Axendrehung erlitten.

3. Als idiopathische Contractur. Diese ist in der Regel mit *talipes varus* verbunden, bildet sich gleichfalls meist allmählig aus. — Vielleicht werden uns die Leser fragen, inwiefern das *genu valgum* eine Contractur sei? Wir werden diese Frage sogleich beantworten, vorher jedoch noch folgenden Fall ganz acuter Entstehung citiren: Ein kleines dreijähriges Mädchen leidet seit 3 Wochen an Schmerzen im rechten Bein, geht unsicher, ungern, und setzt seit mehreren Tagen das Bein gar nicht mehr an. Es ist übellaunig und sieht kränkelnd aus. Die Extremität ist im Knie leicht gebogen, *patella* steht nach aufsen, *tibia* leicht auswärts rotirt, der äufsere *condylus femoris* drängt vor, der innere sammt dem entsprechenden *condylus tibiae* ragen als *genu valgum*

einwärts. Diefs hat vor drei Wochen nicht bestanden. Das Knie ist weder angeschwollen, noch steif; im Gegentheil es scheint eine abnorme Beweglichkeit zwischen den Gelenkflächen standzufinden, wenn man den Unterschenkel abwechselnd in Ab- und Adduction bringt. Sämmtliche Muskeln der Beugeseite sind contrahirt. Schon ein leiser Druck an der hintern Seite des Oberschenkels, besonders auffallend aber in der Mitte der Kniebeuge, verursacht dem Kinde laute Schmerzen. Doch ist nirgends etwas Krankhaftes zu bemerken. Das Kniegelenk leistet einigen Widerstand, doch läfst es sich vollkommen gerade strecken, wobei auch die Einknickung völlig verschwindet. *Tuber ischii* steht tiefer, als an der gesunden Seite, Achillessehne fühlt sich gespannt an, der äufsere Fufsrand ist herabgezogen. Von Coxalgie sind keine Zeichen.

Wenn nun schon dieser Fall ergiebt, dafs *genu valgum* in Folge einer wahrscheinlich rheumatischen Contractur und zwar acut entstehen kann, so finden sich doch auch in der Formveränderung selbst Beweise, dafs sie durch Contractur erzeugt oder wenigstens erhalten werden mufs. Eine einfache Knickung durch das Gewicht, durch etwaig chronische Entzündung und Relaxation der Bänder, durch Atrophie eines Gelenkkörpers etc. hat keine Axendrehung im Geleit. Diese kann nur durch Muskelkraft bewirkt werden. Eine einfache Knickung (ohne ligamentöse Verwachsungen oder Ankylose), wenn sie ohne Contractur besteht, kann nur leicht reponibel sein. Wir finden aber fast in allen Fällen von *genu valgum*, sowohl eine doppelte Axendrehung, als kräftigen Widerstand gegen die Einrichtung. Muskelaction ist also immer vorhanden, sei's primär als Ursache, oder sesundär auf falsche Stellungen, Gelenk- und Knochenleiden. Sie ist anfangs vorübergehend bei der absichtlichen Einwärtsbiegung des Knie's; durch Uebung wird sie continuirlich, wie die Absicht zur Gewohnheit. — Die spontane Schiefstellung des Gelenkes durch Krankheit, zieht hier, wie überall, die Contractur begünstigter Muskeln nach sich. Es fragt sich nur, welches diese sind?

Die Auswahl ist nicht grofs. Die Streckmuskeln, die innern Beugemuskeln, die Adductoren des Oberschenkels haben keinen Bezug darauf. Handelt es sich um die primäre Contractur, so kannn auch der *biceps* nicht der Muskel sein. Das *caput longum* steht mit dem Oberschenkel in gar keinem Connex, das *caput breve* kann nur die *tibia* auswärts rotiren, den Unterschenkel beugen helfen; endlich hat die Durchschneidung der vereinigten Sehne keinen Einflufs auf die Stellung des Knies gezeigt.

So bleibt uns nur ein Muskel übrig, der *popliteus*. Und so sehr wir Anstand nehmen, diesem an sich unbedeutenden Muskel eine solche Aufgabe anzumuthen, können wir doch theils aus negativen Gründen, die wir angegeben haben, theils positiven Rücksichten, die wir entwickeln werden, nicht umhin, das *genu valgum* für eine Contractur des *m. popliteus* zu erklären.

Es handelt sich bei Contracturen oftmals nur darum, den ersten Impuls zu geben. Ist erst eine geringe Verschiebung vorhanden, so greifen andere Muskeln als Reserve ein, und der Widerstand der Knochenverbindung, auch wenn sie nicht spontan entgegenkommt, wird dann gebrochen. Was uns aber veranlafst, dem *m. popliteus* die erste und unter Umständen pathologische Einwirkung zuzuschreiben, ist:

1. sein anatomischer Verlauf,
2. die häufige Complication mit *talipes varus*, d. h. die gemeinsame Innervationssphäre mit dem *m. tibialis posticus*.

Der *m. popliteus* entspringt vom unteren Umfange des *condylus externus femoris* und setzt sich fest an die hintere Fläche des *condylus internus tibiae*. Er geht schräg von aufsen nach innen durch *fossa poplitea*, unmittelbar auf der Kapsel liegend. Der Muskel ist kurz, aber ziemlich breit und an beiden Enden bis nahe zu seinem Ansatz fleischig. Den gebogenen Unterschenkel hilft er nach innen rotiren, das gestreckte Knie hilft er einwärts beugen, im Act der Streckung selbst giebt er der hinteren Wand des Kniegelenkes Festigkeit, moderirt den Grad der Extension und verhütet ein Abgleiten der Gelenkflächen, besonders ein etwaiges Ausschiefsen der *tibia* nach hinten. Der Muskel hat wenig Umfang, ist aber als Regulator der Bewegungen im Kniegelenk gewifs von grofser Wichtigkeit.

Wir haben bereits im allgemeinen Theil den *musc. popliteus* seinem anatomischen Verhalten nach zu den Muskeln mit doppelter Function gezählt. Seine Breite, sein gleichmäfsiges Verhalten zu beiden Ansatzstellen, die mittlere Lage des Drehpunktes u. s. w. bestimmen ihn dazu. Er besitzt also eine Einwirkung wie auf den Unter- so auf den Oberschenkel, und in der Contractur erstreckt sich seine Action auf beide Endpunkte.

Wenn nun im Geleit falscher Positionen, Knochenerweichung oder Gelenkkrankheit der *m. popliteus* bei eingesenktem oder selbst gestrecktem Knie sich contrakirt, während der Unterschenkel durch die Last des Körpers unterstützt ist, so mufs er zunächst den *condylus externus femoris* nach innen ziehen. Weil aber das hintere *ligamentum cruciatum* und *laterale internum* sich dieser Locomotion widersetzen, so tritt eine Rotation im Raume ein, und zwar ein Vorwälzen des *condylus externus* auf der äufseren Gelenkfläche der *tibia*, während *condylus internus* zurücktritt und stark gegen *lig. laterale int.* geprefst wird. *Patella* entweicht scheinbar nach aufsen. — Auf die *tibia* äufsert sich gleichzeitig die Contraction des Muskels als Abduction des Unterschenkels. — Je häufiger der Muskel in die Lage der Verkürzung gebracht und anderweitig begünstigt wird, desto mehr entwickelt sich die Contractur nach den gegebenen Richtungen; die Schiefstellung wird auch für die freien Pausen, d. h. für die Perioden in welchen der Unterschenkel ruht, eine beständige.

Anhaltende Flexion des Knies bei Krankheiten der Kapsel setzt in geringerem Grade dieselbe Disposition. Auch hier wird der Muskel verkürzt, theilt mit den übrigen Muskeln den von der entzündeten, geschwollenen Kapsel ausgehenden

Contractionsreiz. Die mangelnde Unterstützung des — ruhenden — Unterschenkels wird durch die gleichmäfsige Contractur der Flexoren ersetzt, mithin eine Rotation der *tibia* nach innen aufgehoben, und so finden wir häufig, wenn wir contrahirte Kniegelenke strecken, vor dem Eintritt der geraden Richtung, noch ein leicht zu überwindendes Stadium von *genu valgum*. Doch erhält sich diefs oft länger, als die beseitigte Neigung zur Flexion.

Wir haben also bis jetzt die Axendrehung des *femur* nach vorn und innen, die Abduction der *tibia* nachgewiesen.

Mit dieser Stellung des Gelenkes ändern sich die mechanischen Verhältnisse für den *biceps*. Sein Ansatzwinkel wird erweitert, sein mathematischer Hebel verlängert, er contrahirt sich, und wir bekommen, drittens, eine Rotation der *tibia* nach Aufsen.

Findet sich die Verkrümmung, wie nicht selten, mit *talipes varus* vereinigt, so macht die secundäre Contractur des *gastrocnemius* auch hier sich geltend. Das Knie tritt mehr oder weniger in Flexion, während zugleich das *femur* durch *caput externum* einwärts von hinten nach vorn rotirt wird.

Der *musc. tibialis post.* und der Muskel der Kniekehle stehen unter gemeinschaftlicher, von allen übrigen Muskeln getrennter Innervationssphäre. Dieser anatomischen Thatsache gegenüber stehen zwei correspondirende Effekte, zwei gleichzeitige Contracturen — der *talipes varus* und das *genu valgum*. Jener, wie wir erwiesen haben, kommt dem *musc. tibialis post.* zu; dieses kann zunächst nur Folge der gleichzeitigen Erkrankung des ihm in der Nervensphäre beigeordneten *musc. popliteus* sein. — Insofern haben wir die Complication dieser beiden Verkrümmungen in ein Bereich ziehen, und als physiologisches Moment für die Contractur des Muskels der Kniekehle geltend machen können.

Zwischen dem *musc. tibialis post.* und dem *popliteus* besteht mehr, als ein gleiches Nervenpatronat. Ihre gegenseitige Lage, ihre anatomischen Verhältnisse sind der Art, dafs sie nothwendig einer den andern unterstützen, für gewisse

Bewegungen übereinstimmend wirken müssen. Beide beherrschen die Beugeseite, ohne für sich Flexoren zu sein; beide haben in der Norm eine gemeinschaftliche schräge Zugsrichtung von innen und unten nach aufsen uud oben; der *tibialis* deckt die *planta*, der *popliteus* sichert die Kniebeuge; jener umspannt die Knochen der Sohle und hält sie zusammen, dieser die Knochen der Kniekehle; jener ist in gewisser Beziehung Adductor und ebenso dieser, denn, wenn wir Etwas fassen zwischen Sohle und Knieen wirken beide zusammen, beide sind beim Reiten und Klettern unentbehrliche Muskeln für Schlufs und Sicherheit.

Schon diese Parallele ergiebt, dafs zwischen *genu valgum* und *talipes varus* ein mehr als zufälliger, äufserer Zusammenhang stattfinde. Doch hat man die gleichzeitig pathologische Natur des *talipes varus* in Abrede gestellt und hat in ihm Nichts, als eine rein passive Zugabe, ein *conamen naturae statricis* gesehen. — Die Annahme von sogenannten ausgleichenden, äquilibristischen Verbiegungen und Verkrümmungen, ohne Hülfe der Muskeln, blofs von den Knochen und Gelenken unter dem Joch der Schwere ausgeführt, scheint uns überall bedenklich; speciell aber in unserem Fall liegt es wirklich auf der Hand, dafs die Kranken besser gehen würden mit voller *planta*. Uebrigens wird diese Annahme durch alle die Fälle, in denen der *varus* fehlt, faktisch wiederlegt.

Wir resümiren, indem wir noch auf einen besonderen, bisher unerwähnten Umstand Rücksicht nehmen: dafs die Ursache des *genu valgum* nicht im Gelenke liege, dafür spricht seine häufige Immunität, seine freie Beweglichkeit; dafs sie nicht in den Bändern zu suchen sei, geht aus der nothwendigen Relaxation derselben in Widerspruch zu dem vorhandenen Widerstande hervor; dafs sie jedoch in seiner nächsten Umgebung liegen müsse, ergiebt sich offenbar daraus, dafs, sobald man das Knie mäfsig flectirt, die Gelenkflächen wieder in normale Coaptation treten und die Entstellung schwindet. Aehnliches finden wir sonst nicht, z. B. bei der *manus valga*. Hier ist es ein langer Muskel, der die Contractur bedingt und durch leichte Beugung Nichts verliert; beim *genu valgum* dagegen mufs es ein Muskel sein, dessen Wirkung sich rein auf die Ausdehnung des Gelenkes beschränkt und dessen Zug leicht überboten wird — wie der *popliteus*, dessen anatomisches Verhalten, dessen Wirkungsweise wir auch der Form der Verkrümmung entsprechend fanden.

Für die Behandlung ergiebt unsere Untersuchung wenig. Dem Messer möchte der effectuirende Muskel unzugänglich bleiben. Die orthopädische Behandlung hat die Aufgaben, die Rotation des *femur* zu unterbrechen, den Oberschenkel nach aufsen zu führen, endlich den Unterschenkel in Adduction zu bringen. Das erste ist immer am schwierigsten zu erreichen. — Wenn sich Complication mit *talipes varus* findet, so ist es von grofser Erleichterung und Beschleunigung für die Kur, durch Tenotomie vor allen Dingen erst diesen zu beseitigen.

Das *genu valgum* ist eine so peinliche Entstellung, und durch das Dunkel seines Mechanismus eine so revoltirende Frage, dafs es eine neue Prüfung wohl verdiente.

IV.

Die Contusion des Kniegelenkes.

Dafs der *musculus popliteus* vermöge seiner Lagerung von ganz aufserordentlichem Einflufs auf die Statik des Kniegelenkes sei, läfst sich unter Andern auch aus Fällen entnehmen, in denen man aus den Symptomen auf eine Erlahmung dieses Muskels zu schliefsen berechtigt ist.

Man spricht wohl von der Langwierigkeit der Distorsionen, ihrer Neigung zu Rückfällen u. s. w., hat aber im Allgemeinen keine anderen Beweise dafür, als die Annahme einer imponderablen Schwäche. — Freilich hat sich die Diagnose der Distorsion, je mehr die Chirurgie Fortschritte machte, beschränkt und in ihrer Dauer verkürzt. Die Verstauchungen der Hand lösten sich zum Theil in Fractur des Radius auf, die des Ellbogens in *fractura olecrani* oder *proc. coronoidei*, die des Fufses zum Theil in *fractura fibulae*, zum Theil in chronische Entzündung des so zusammengesetzten ligamentösen Apparates, häufig mit Entwicklung von *talipes planus*. Am Kniegelenk, dessen sogenannte Distorsion mit denen des Fufses in Hartnäckigkeit rivalisirt, hat man ebenfalls chronische Entzündung der Bänder, Luxation der Semilunarknorpel als materielle Grundlage angenommen. Für erstere finden sich in vielen Fällen durchaus keine Zeichen, kein Schmerz und keine Anschwellung, und letztere ist — unseres Wissens — ebenso wenig objectiv nachgewiesen. Wir haben sie nie gefunden, weder am Lebenden, noch an der Leiche.

Es entsteht die Verstauchung nach einem Fall auf den äufseren Condylus, nach gewaltsamen Strecken des Gliedes, plötzlichem Gegenstämmen des Fufses oder des Knie's selbst. Es sind die Causalmomente ähnlich denen, welche eine Ruptur der Sehne des *musc. rectus femoris* zu Wege bringen. Allein diese fehlt. Und fragen wir uns nun, welcher Muskel aufser ihm und mehr als er bei diesen plötzlichen Streckbewegungen erschüttert wird, so ist es eben der *popliteus*. Die hintere Wand der Gelenkkapsel ist freilich durch *Ligamentum popliteum* geschützt, allein Experimente am Cadaver zeigen, dafs diefs Ligament in Bezug auf die Streckbewegungen durchaus keinen beschränkenden Einflufs hat. Die Seitenbänder behindern für sich eine übermäfsige Streckung, allein Bänder sind durch anhaltende Zerrung dehnbar, der Grad ihrer Spannung wird durch Muskeln bestimmt, und der Muskel, welcher die Spannung der *lig. lateralia genu* im Leben regulirt, ist zunächst der *popliteus*. Je länger dieser gelähmt ist, desto mehr geben jene dem Zuge der Streckmuskeln nach. Der *m. popliteus* ist verwachsen mit der hinteren Kapselwand, er schützt das Gelenk vor jäher Contusion, er hält die Gelenkflächen nach hinten im Aequilibre und behindert das Ausweichen des *femur* nach vorn, also eine Subluxation der *tibia* nach hinten, welche sowohl die Streckmuskeln, als bei gestreckter Position auch die Beugemuskeln begünstigen.

Wird nun der Muskel von plötzlich ausgedehnter Streckbewegung überrascht, so ist die Möglichkeit einer Zerreifsung desselben, sowie einer Abweichung der *tibia* nach hinten gegegeben. Genügt er indessen seiner Function, so wird er doch einer mehr weniger heftigen Contusion ausgesetzt. In Folge der Contusion aber ist — wie wir später und noch an mehreren andern Beispielen sehen werden — die Paralyse des Muskels möglich. Durch eine Erlahmung desselben verliert dann das Gelenk seine Festigkeit, die Bewegung an Sicherheit. Es wird das Knie, wenn die Kranken das gestreckte Bein anzusetzen wagen, nach hinten ausgebogen, es werden die Seitenbänder gedehnt und entsteht eine Neigung zur Verschiebung der Gelenkflächen.

Die Veränderungen, welche alte Contusionen mit sich bringen, durch Section zu ermitteln, dazu bietet sich selten Gelegenheit, selten werden sie auch nur bekannt, und selten endlich möchten sie der oberflächlichen Untersuchung einen Befund liefern. In der Regel stellt sich im Laufe der Zeit das normale Verhältnifs wieder her, so auch die Contractilität des Muskels in den Fällen unseres Genre's. Uebrigens ist aus der Geschichte der Paralysen einzelner Muskeln bekannt, wie schwer die Heilung fällt, und wie sie auf gewisser Stufe in der Regel — nur zunehmen. Die Lähmung erreicht seltener mit einem Schlage ihre gröfste Ausdehnung; sie verliert sich bald wieder, wenn sie als blofse Commotion erscheint, in den meisten Fällen tritt sie unmerklich auf, mit vorausgehenden Schmerzen, Sugillationen, Entzündungserscheinungen. Erst wenn wir diese beseitigt haben, entwickelt sich mehr und mehr die „Schwäche", um einer reizenden Behandlung entweder zu weichen oder in bleibende Paralyse überzugehen.

Wir theilen zum näheren Beleg kurz folgende Fälle mit:

Einer unserer Freunde fiel auf dem Eise vorwärts gleitend auf die äufsere Seite des Knie's, bei fast gestrecktem linken Bein. Die Schmerzen waren unerheblich, alle Bewegungen möglich, und doch der Gang hinkend. Später traten Symptome von Entzündung hinzu mit Schmerzen besonders hinten in der Kniekehle, dabei eine Anschwellung dem Ursprunge und der Lage des Schleimbeutels des *musc. popliteus* von *condylus externus femoris* entsprechend. Diese Erscheinungen wiederholten sich später öfter, der Gang aber blieb auch in den Intervallen unsicher und hinkend. Nur mit einer Binde oder einem Apparat, welcher die Streckung des Gelenkes graduirte und sicherte, endlich mit Hülfe eines Stockes, war es dem Kranken möglich in der Ebene zu gehen, dagegen Berg- und Treppensteigen blieben unausführbar. Am Kniegelenk selbst und seiner Umgebung, an den Knochen ist nicht geringste Veränderung wahrzunehmen. In der Ruhe sind alle Bewegungen möglich und leicht auszuführen, sowie aber Patient versucht, das Bein anzusetzen, versagt ihm das Knie, es treten alle Zufälle der Unbehülflichkeit, des Strauchelns ein. Dieser Zustand spielt seit 5 Jahren und ist bis heute unverändert. —

In einem zweiten Fall war der Patient ein leidenschaftlicher Turner und besonders ein vorzüglicher Springer. Bei einem solchen Satze, den er mit der Schwebestange über ein Stacket gemacht, glitt dieselbe aus, Patient kam mit gestrecktem Bein jäh auf den linken Fufs zu stehen, und fiel dann um. Es war das linke Knie verstaucht. Im Anfange fühlte Patient etwas Schmerz, doch ging er umher und fur eine Zeitlang blieb nur ein Gefühl von Schwäche. Später nahm diese mehr und mehr zu; Patient, der gewohnt war, weite Fufstouren zu machen, mufste froh sein, auf kleinen Strecken mit Hülfe eines Stockes sich fortzubewegen. Seidene Tücher, in der Kniekehle geknotet, waren ihm die liebste Bandage. Am Knie selbst war nie etwas Abnormes zu bemerken, alle Bewegungen möglich. Erst nach mehreren Jahren hat sich durch den Gebrauch von Seebädern und kalten Douchen Festigkeit im Gelenk und Sicherheit der Bewegungen wieder hergestellt.

In einem dritten Fall war der Patient mit gestrecktem linken Bein ausgeglitten und rückwärts niedergeschlagen. In Folge des Falles war das Knie leicht gebeugt, Schmerz in der Umgegend des Gelenks, erschwerte Bewegung. Ein zuerst hinzugerufener Arzt hatte eine *ruptur* der Sehne des *m. rectus* vermuthet. Als wir nach mehreren Monaten den Kranken sahen, fanden sich davon keine Spuren; doch eine andere Diagnose zu stellen, wurde nicht minder schwierig. Die Kniescheibe ragte spitzig hervor, unter ihr zeigte sich eine abnorme Einsenkung, der Abstand der Condylen des *femur* vom vorderen Rande der *tibia* war geringer, als an der gesunden Seite; der Untersckenkel gestattete im Kniegelenk seitliche Bewegungen in ungewöhnlich grofsem Umfange, das Gelenk liefs sich nicht völlig gerade strecken, der Versuch dazu war schmerzhaft. — Eine geringe Abweichung der *tibia* nach hinten schien vorhanden zu sein. Dafs diese allmählig eingetreten sei durch Paralyse des *m. popliteus*, ist möglich, aber in dem speciellen Falle nicht wahrscheinlich, weil nach Aussage des Kranken die Störungen unverändert geblieben sein sollten. Der Muskel jedoch war in seiner Action gestört, sowohl im Entstehen als in Folge der Subluxation. War diese, wie wir annehmen, das Primäre, so ist die Contractur des Muskels dadurch begünstigt. Dafs sich dieselbe nicht als *genu valgum* offenbarte, mochte theils in der veränderten Stellung der Knochen seinen Grund haben, theils konnte sie durch die vorhandene Flexion maskirt sein. —

Ein vierter Kranker hatte vor $^3/_4$ Jahren ein schweres Fafs mittelst Gegenstämmen der Knie über eine Schwelle zu rollen. Zwölf Stunden nachher war das linke Knie wie eingeschlafen, Patient mufste von Stunde an hinken. Schmerzen traten noch später ein, besonders bei Bewegung, und schwoll das Gelenk gleichzeitig vorübergehend an. Patient fühlt jetzt nur grofse Schwäche, kann sich auf das kranke Bein nicht verlassen, so dafs er, wie er selbst sagt, z. B. beim Treppensteigen, das Gelenk mit beiden Händen förmlich zusammenhalten mufs. Er kann das Knie beugen, aber den flectirten

Unterschenkel nicht einwärts rotiren. Seine gewöhnliche Stellung ist eine durchaus normale.

Die Betheiligung dieses Muskels bei Contusionen im Acte der Streckung scheint unzweifelhaft. Diese Annahme jedoch kann nicht ohne Einfluſs bleiben auf die Stellung der Indicationen. Man wird zwar fernerhin mäſsige Bewegungen anrathen, — weil sie den Muskel stärkt, man wird die Stütze, welche der Muskel gewähren sollte, durch Bandagen zu ersetzen suchen; allein die Stellung der Extremität muſs in der Ruhe eine flectirte sein, um durch Verkürzung den paretischen Muskel zur Contraction anzuregen, um die Dehnung der Seitenbänder zu verhüten. Bei etwaiger Subluxation der *tibia* sind die Aufgaben entgegengesetzt. — Was die übrigen Heilmittel anbetrifft, so wird man nicht mehr anhaltend und ohne bestimmte Ursache, antiphlogistisch und resolvirend ein imaginäres Gelenkleiden bekämpfen, man wird den Heilapparat nicht mehr auf den vorderen Umfang des Knies, sondern möglichst gegen die Kniebeuge richten müssen, und Epispastica, kalte Douchen, Elektromagnetismus unmittelbar gegen den contundirten Muskel wirken lassen. —

V.

Die Contusion der Hüfte.

Das gestörte Gleichgewicht der Kräfte äuſsert sich schon in so hohem Grade bei einem Muskel von geringem Umfange wie der *popliteus*. Viel ausgedehnter, viel beschwerlicher noch ist die Störung, wenn durch die Contusion Muskeln, wie die *glutei*, gelähmt sind.

Auch Contusionen der Hüfte sind oft sehr hartnäckig und ihre Einwirkung oft so bedeutend, daſs selbst erfahrene Chirurgen solche Fälle für dubiös erklären und es dahin gestellt sein lassen, ob nicht doch eine *fractura colli femoris, ossis ilei*, Erschütterung der *medulla*, kurz eine tiefere Verletzung anzunehmen sei. Die Kranken liegen dann mehrere

Wochen, werden anfangs antiphlogistisch, später mit reizenden Einreibungen behandelt. Der Zustand bessert sich allmählig, oft sehr allmählig, und schliefslich wird der Kranke entlassen, ohne dafs man sich recht sagen könnte, was eigentlich den Mann unfähig gemacht habe zu gehen? Gewifs manche dieser Fälle sind als Paresen der Gesäfsmuskeln anzusprechen.

Berücksichtigen wir zu dem Ende die Function dieser Muskeln, welche allein zur Erkenntnifs führen kann, so müssen wir zuerst daran erinnern, dafs die *glutei* Muskeln sind mit doppelter Function. Ihr Doppelhebel ist einerseits das Becken, andrerseits der Oberschenkel. Ihre Contraction vermag sowohl abwechselnd auf Bein oder Hüfte zu wirken, als auch auf beide gleichzeitig. Ersteres ist bei der Streckung und Abduction des Oberschenkels, sowie bei Senkung des Beckens zur Seite oder nach hinten der Fall, letzteres beim Aufrechtstehen, wobei die Muskeln durch Contraction dem Hüftgelenk Festigkeit geben, und ein Ausweichen sowohl des Beckens, als des Gelenkkopfes verhindern. Da beim Gehen, Laufen u. s. w. immer ein Moment eintritt, in welchem wir auf dem einen Beine ruhen, während das andere vorwärts schreitet, so ist der Muskel für jede derartige Locomotion als Stütze unentbehrlich.

Die *glutei* sind Antagonisten der Beugemuskeln und Adductoren. Das Zusammenwirken beider ist für das Gleichgewicht erforderlich. Nur wenn eine äquivalente Streckung durch die *glutei* stattfindet gegenüber der Wirkung der Beugemuskeln, vermag das Becken auf dem Kopf des *femur* zu balanciren und der Körper getragen zu werden. Widrigenfalls entweicht das Becken seinem Uebergewicht gemäfs nach vorn, das Hüftgelenk verliert nach hinten seine Stütze.

Die Unthätigkeit dieser Muskeln zu versinnlichen, diene folgender, sehr eclatante Fall:

Patient, ein Mann von 34 Jahren, war Anfangs December auf dem Eise gestürzt und nach der linken Seite auf's Gefäfs geschlagen. Er wurde dadurch nicht behindert noch ferner zwei Tage seinen Dienst als Fuhrmann zu versehen. Erst am dritten Tage steigerten sich die Schmerzen, die Abgeschlagenheit in der linken Hüfte, so dafs Patient sich niederlegen und im Hospitale Hülfe suchen mufste. Auch die genaueste Untersuchung ergab nur die Zeichen einer heftigen Contusion. Patient wurde dem angemessen behandelt. Schmerz und Anschwellung liefsen nach, allein das Gefühl der Lähmung blieb zurück. Patient, der bisher im Zimmer noch — obgleich mühsam — umhergegangen war, blieb nach 14 Tagen vollständig an's Bett gefesselt. Man hatte ihn das letzte Mal seines Aufseins zu Bette tragen müssen, weil er nicht vermochte sich aufrecht zu erhalten. Er hatte nun bereits acht Tage gelegen, als wir ihn wiedersahen und von Neuem untersuchten. Patient lag auf der gesunden, rechten Seite mit angezogenem linken Oberschenkel. Nur auf energisches Zudringen wurde er vermocht, aufzustehen, doch fufste er nur auf dem gesunden Bein und hielt sich mit beiden Händen gestützt. Allmählig kam er soweit, auch das kranke Bein anzusetzen, die Arme einen nach dem anderen zu lösen und nun frei auf den Beinen zu stehen. Diese Aengstlichkeit, diese Unsicherheit in der Stellung, dieses Suchen nach Gleichgewicht — bei unverletzten Knochen — ist charakteristisch. Patient stand, aber schwankend wie eine Balancirstange. Er stützte sich vorzugsweise auf das gesunde rechte Bein, neigte etwas den Körper nach dieser Seite, und war in Folge dessen das Becken links etwas herabgesunken. Das Gesäfs der kranken Seite wahr mehr weniger verstrichen, die *glutei* schlaff, herabgesunken, die Gesäfsfurche niedriger, als an der gesunden Seite. Das gesunde Bein zu heben und auf das kranke sich zu stützen, war dem Patienten ohne Gefahr vorüberzufallen unmöglich. Die kranke Extremität vermochte er beliebig zu beugen, zu adduciren, *adductor longus* selbst fühlte sich bereits contrahirt an schon während der Ruhe. Dagegen waren, wie die sichere Stellung, so alle Bewegungen des Oberschenkels zur Seite und nach hinten im höchsten Grade beeinträchtigt. Die *glutei* soweit sie für diese Bewegungen in Anspruch genommen werden, zeigten keine Spur von Contraction. Der Kreis der Bewegungen erstreckte sich nur soweit, als sie durch andere Muskeln hergestellt werden konnten, und an der Stufe, wo die *glutei* eingreifen sollten, waren sie wie abgeschnitten. Nach hinten konnte Patient die Extremität nur mit Mühe und mit gleichzeitiger Beugung des Unterschenkels strecken, wobei die Flexoren als gespannte Wülste hervortraten, während *gluteus max.* schlaff herüberhing. Ebenso war die Abduction fast gänzlich versagt.

Patient indessen, der durch diesen Versuch wieder einiges Vertrauen gewonnen hatte, wiederholte ihn freiwillig und wurde zur Uebung ermuntert. Nachdem alle Entzündungserscheinungen verschwunden waren, wäre es contraindicirt gewesen, dem Kranken längere Ruhe zu gönnen d. h. die Parese des Muskels und antagonistische Contractur der Adductoren zu befördern. Auch zeigten schon nach wenig Tagen zuerst *gluteus medius*, dann die hinteren, deutliche, wenn auch schwache Contractionen, und Patient, über den Erfolg seiner Bemühungen erfreut, brachte es bald dahin, mit kurzen Schritten wieder gehen zu können.

VI.

Alterationen im Mechanismus des Schultergelenkes.

Wir beabsichtigen in Folgendem eine diagnostische Zusammenstellung von Beobachtungen zu geben, welche wir über verschiedene Alterationen im Mechanismus des Schultergelenkes anzustellen Gelegenheit hatten.

Diese Störungen waren im Allgemeinen hervorgerufen durch Luxationen, Fracturen, Paralysen und Contracturen, endlich durch krankhafte Affectionen des Gelenkes selbst. Nur auf die Hauptmomente, welche entweder zur Verwechslung führen oder in diagnostischer Hinsicht leiten können, werden wir bei der näheren Betrachtung unsere Aufmerksamkeit richten.

1. Luxationen.

Es kann der Kopf des *humerus* in zwei Richtungen aus dem Gelenk entweichen, nach oben oder nach unten.

Die Luxation nach oben ist selten; wir haben sie nur einmal gesehen.

Vom *proc. coracoideus* geht ein starkes Band über der Kapsel weg zum *tuberculum minus*. Zwischen seinem unteren Rande und dem ringförmigen Ansatze des *m. subscapularis* bleibt eine Lücke, eine längliche Spalte, welche von innen nur lose von der Synovialhaut ausgekleidet wird. Es ist im oberen Umfange die dünnste, nachgiebigste Stelle der Kapsel, der natürliche Weg für das gewaltsame Austreten des Kopfes nach oben. Doch erst nach gleichzeitigem Einreifsen der starken Sehne des *m. subscapularis* findet sich der hinreichende Raum. Der Kopf, durch das Ueberwiegen der Antagonisten, stark nach auswärts gerollt, wird aus der Gelenkhöhle verdrängt und stämmt sich, mit seiner Gelenkfläche nach vorn gewandt, als prominirende Kugel gegen *proc. coracoideus* und *lig. coracoacromiale*. Die Sehne des *biceps*, das *ligam. acromio-humerale* bleiben dabei unverletzt. — Diese an der Leiche mächtig hervortretende Rotation nach aufsen scheint jedoch, wie auch von den Autoren angegeben wird, am Lebenden nicht stattzufinden, sei es nun, dafs die Kapsel in gröfserem Umfange reifst, oder dafs der *pectoralis major* die übermäfsige Supination verhindert. Auch in unserem Fall, den wir freilich erst mehrere Monate nach der Verletzung sahen, war die Auswärtsdrehung wenigstens nicht auffällig. Der Gelenkkopf stand gestützt gegen den innern Rand des *collum scapulae*, unter der Spitze des *acromions* befand sich eine vertiefte, eindrückbare Grube, neben ihr nach innen fühlte man den runden Kopf, der Arm war unbeweglich und etwas verkürzt.

Bei der Luxation nach unten wird die Kapsel zwischen *subscapularis* und *cap. long. tricipitis* zerrissen. Von beiden

Muskeln wird der Kopf gegen den Rand der *scapula* tief in die Achselhöhle gezogen. Selten bleibt er hier stehen, und dann ist besonders nach Ablauf einiger Zeit die Diagnose von einer *fractura proc. glenoidalis* sehr schwierig. Uns ist ein Fall bekannt, in welchem erfahrene Wundärzte diese Verletzung verkannten, bis endlich Professor B. Langenbeck aus der unter *acromion* fühlbaren Gelenkgrube die Luxation erkannte und einrichtete. — Gewöhnlich wird der entfesselte Kopf vom *m. pectoralis* fortgerissen und steht dann sichtbarlich unter *proc. coracoideus*, mehr oder weniger nach der Mohrenheimschen Grube zu. — Nach wiederholten Recidiven bleibt der Gelenkkopf — wegen Erschlaffung und Gewöhnung der Muskeln, häufig dicht unter *proc. glenoidalis* in der Achselhöhle stehen.

Wie beim Hüftgelenk, so können auch in Folge von Krankheiten des Schultergelenkes spontane Luxationen eintreten. Durch Güte des Herrn Prof. Langenbeck sahen wir einen Fall dieser Art bei einer Frau, welche vor 5 Wochen von heftiger Entzündung des rechten Schultergelenkes ergriffen war. Seit 3 Wochen war plötzlich Nachts, wahrscheinlich durch irgend eine unwillkürliche Bewegung, der Gelenkkopf abgewichen und allmählig bis fast unter die Mitte der *clavicula* vorgerückt. Die Gelenkschmerzen liefsen von dem Augenblicke an nach, indem wahrscheinlich die von Exsudat gefüllte und gespannte Kapsel durch Perforation und Einrifs sich gröfstentheils entleert hatte. Nach der Reduktion, welche unter Einwirkung von Chloroform leicht gelang, fand sich der Gelenkkopf sehr aufgetrieben, von der Gröfse einer Knabenfaust, so dafs er auch trotz festen Verbandes nur schwer auf der Gelenkpfanne und in der mehr oder weniger krankhaft entarteten Kapsel sich zurückhalten liefs.

Die Luxation des Acromialendes der *clavicula* sahen wir nur einmal rein. Die knöcherne Verbindung der Schulter mit dem Thorax, und zwar zunächst dem Brustbein, wird unterbrochen. Die Schulter, wie bei der *fractura claviculae* sinkt herab, der untere Winkel der *scapula* wird von den Rückenmuskeln antagonistisch heraufgezogen, *acromion* verstreicht, das verschobene Ende des Schlüsselbeines ragt unter der Haut stark über *spina scapulae* hinaus. Der Arm ist frei beweglich, doch vermag ihn der Kranke wegen verkürzten Hypomochlion's für den *m. deltoideus* nur schwierig zu erheben.

Luxation der langen Sehne des *musc. biceps* aus dem *sulcus intertubercularis*, auf welche wiederholt Prof. B. Langenbeck bei Leichen uns aufmerksam machte, scheint nicht ganz selten vorzukommen. Ihre Symptome im Leben sind uns unbekannt. Wahrscheinlich fallen sie in das bunte Bild der Distorsionen. Doch wird sich aus der Störung der Function der betroffene Muskel entdecken lassen. Ein kräftiger Bursch war auf den ausgestreckten rechten Arm gefallen. Unter dem *m. deltoideus* befand sich eine Sugillation, grofse Empfindlichkeit bei Druck auf den *proc. coracoideus*, Schmerzen, welche nach dem Verlauf des Muskels und *n. musculocutaneus* bis in die Mitte der Ellenbuge herabstiegen, erschwerte Flexionsbewegung bildeten die Symptome. Es fand sich hier eine ausgesuchte Beeinträchtigung in der Action des *biceps*, von der es jedoch dahingestellt bleiben mufs, welche nähere Bewandtnifs es damit hatte. — An der Leiche fanden wir die Sehne allemal nach innen über *tuberculum minus* ausgeglitten; die zerrissene Kapsel war wieder verwachsen, allein das Gelenk zeigte noch die Spuren erfolgter Entzündung, als Adhäsionen, ligamentöse Filamente, welche innerhalb der Gelenkhöhle ausgespannt waren, Verdickung der Kapsel an der Stelle der Verwachsung.

2. Fracturen.

Die *fractura colli humeri* ist oft ohne alle Dislocation, die Crepitation nicht immer zu fühlen. Die Unterscheidung in diesem Fall von einfacher Contusion soll nach Malgaigne eine reichliche Blutunterlaufung in der Gegend des *deltoideus* und *pectoralis* geben. Wir haben diese allerdings bestätigt gefunden, doch ist ihr Werth nur relativ, da er die Ausdehnung der Sugillation zum Maafsstab hat. Mehr möchten wir auf folgendes Zeichen geben: extendirt man den Arm wiederholt und eine Zeitlang, so tritt eine deutlich meſsbare Verlängerung ein, welche bei flectirtem Vorderarm von der Spitze des *acromion's* bis zum *olecranon* $^1/_4$'' und darüber betragen kann. Wir glauben so die Fractur in Fällen eruirt zu haben, in denen alle anderen Hülfsmittel im Stich lieſsen. Diese Verlängerung übrigens wird durch Contraction der Muskeln sehr bald wieder ausgeglichen.

Die *fractura proc. glenoidalis* giebt, wie sich Velpeau ausdrückt eine steinerne Geschwulst in der Achselhöhle. Doch soll die Dislocation nicht immer bedeutend sein. Daſs der Fortsatz der tiefen Fascie, welcher sich von der unteren Fläche des *acromions* zur Kapsel begiebt, gewissermaaſsen als *lig. suspensorium*, im Stande sei eine Verschiebung zu verhüten, möchten wir bezweifeln. — Die Stellung des Arms, die Difformität der Schulter zeichnet sich, wie bei der Luxation nach abwärts; doch die groſse Beweglichkeit, die leicht ausführbare Reposition genügen in frischen Fällen zur Diagnose.

Einen Fall von Fractur des *acromion's* sahen wir einmal mit gleichzeitiger Luxation der *clavicula* über *spina scapulae*. Die Symptome sind wesentlich die der letzteren. Dazu kommt die Beweglichkeit des losen — nicht dislocirten Knochenstückes.

3. Als Paralysen mit nachfolgenden Contracturen haben wir folgende zu bezeichnen:

a. Die Paralyse des *musc. serratus magnus*. Wir sahen sie in 3 Fällen, am rechten Arm und nur bei erwachsenen Männern. Sie hatten sich meist ziemlich rasch in Folge von rheumatischer Affection oder übermäſsiger Anstrengung des Muskels eingestellt. Die Erscheinungen waren immer die nämlichen: Hervorstehen des hinteren Randes der *scapula*, Heraufziehen ihres unteren Winkels, Unmöglichkeit für den Kranken, den Arm über die horizontale Richtung zu erheben; sobald man dagegen den hinteren unteren Winkel der *scapula* an den Thorax drückte und leicht aufwärts schob, vermochte der Kranke ohne Mühe den Arm perpendikulär zu stellen.

b. Die Paralyse des *musc. deltoideus* sahen wir

vollständig ausgebildet zweimal und zwar bei Kindern; am linken Arm bei einem 13jährigen scrophulösen und sehr gracil gebauten Mädchen, am rechten Arm bei einem etwas jüngeren Knaben. Im letzteren Fall war auch hier — wie beim *m. serratus* — übermäfsige Anstrengung die Ursache. Der Knabe hatte Wasser in einem Eimer getragen und mufste ihn plötzlich loslassen, weil ihm die Kraft des Armes versagte. Die Symptome waren in beiden Fällen gleich: Hervorstehen des hinteren Randes der *scapula* durch Contraction des *cucullaris, levator scapulae* und der *rhomboidei* — wie bei der Lähmung des *serratus*; sehr gehinderte Erhebung des Armes — wie beim *serratus*. Beobachtet man jedoch genauer die Bewegungen des Armes, so bleibt das Schultergelenk völlig ungerührt, jegliche Bewegung geschieht durch Locomotion der *scapula*. Diese ist also hier der bewegliche Punkt, der *serratus* in voller Function. Im Gelenk des Oberarmes dagegen ist es unmöglich irgend eine auch passive Bewegung zu erzeugen. Die Schulter ist spitz, eingefallen, der *musc. deltoideus* mehr oder weniger atrophisch, der ganze Arm kraftlos. Sämmtliche Muskeln dagegen, welche von der *scapula* zum Kopf des Oberarmes und den *spinae tuberculorum* gehen, die Adductoren, sind in höchster Contraction. Durch sie wird der Kopf fest gegen die Gelenkgrube und die Achselhöhle angedrückt, so dafs scheinbare Ankylose vorhanden ist. Auf eingeleitete Chloroformnarkose jedoch hört alle Spannung auf, das Gelenk ist schlaff, nach allen Richtungen beweglich.

Lähmung desselben Muskels in geringerem Grade tritt nicht selten nach Contusionen und sogenannten Distorsionen der Schulter auf. — Eine etwa 30jährige Frau war von einer Leiter heruntergefallen und hatte den linken Unterschenkel gebrochen und die entsprechende Schulter gequetscht. Erst mehrere Wochen nach dem Vorfall klagte sie über den Arm. Schmerzen, die sie anfangs gehabt, hatte sie über den Beinbruch nicht beachtet, auch hatten sich diese jetzt verloren — allein sie konnte den Arm nicht erheben. Bei der Untersuchung fand sich keine Spur tieferer Verletzung, allein es fühlten sich der *pectoralis*, die *m. teretes*, der *latissimus* deutlich gespannt an, der *deltoideus* war flach, schlaff und kraftlos; Beweglichkeit im Schultergelenk war noch vorhanden. — Eine Dienstmagd war auf der Strafse mit vorgestrecktem rechten Arm gegen die Hand gefallen. Den ersten Tag versah sie noch ihre Arbeit und achtete des Unfalls nicht weiter. Erst am andern Morgen trat ein Gefühl von Steifigkeit ein; sie untersuchte jetzt und fand auf der Achsel eine bläulich durchscheinende Geschwulst. Doch erst am vierten Tage war der Gebrauch des Armes so beeinträchtigt, dafs sie Hülfe suchte. Ihre erste Klage war, sie könne den Arm nicht heben, und kaum vermochte sie ihn auch im spitzen Winkel von der Brustwand abzubringen. Gerade auf dem *deltoideus* befand sich eine Blutaustretung. Diefs waren die einzigen objectiv wahrnehmbaren Störungen. Contractur der Antagonisten war noch nicht fühlbar. — Auch nach Luxationen des *humerus* bleibt ein paretischer Zustand der Hebemuskeln oft längere Zeit zurück. *)

*) Anmerkung. Die wenigen, in der Litteratur zerstreuten und zum Theil sehr maskirten Fälle von Lähmung des *m. deltoideus*, welche wir aufgefunden haben, finden sich: in der Gaz. d. hop. Nr. 106. 1845, daselbst Nr. 51. 1848, ferner in der med. Cent. Zeit. vom 23 Jan. 1850, endlich in der Dublin med. Press, welcher letztere Fall in Cannstatt's Jahresbericht für 1848, 3 Bd. S. 6. folgendermaafser mitgetheilt wird:

„Bei der Aufnahme eines Kranken in das Hospital, zeigte derselbe eine rechte Schulter und Arm, welche von diesen Theilen an der linken Seite sehr verschieden waren. Die Muskeln, besonders der *musc. deltoideus* waren atrophirt und nur halb so dick als an der linken Seite. Der Kranke konnte den Arm nicht zu einem rechten Winkel erheben, sonst waren die unteren Handbewegungen normal. Die Untersuchung ergab die gröfste Aehnlichkeit mit einer Dislocation des Schultergelenkes. Der *proc. acromialis* war sehr hervorragend, jede Bewegung des Armes im Schultergelenk bewegte auch das Schulterblatt, als wenn eine Ankylose bestände. Der Kopf des *humerus* bildete eine Hervorragung in der Achselhöhle. Bei der Untersuchung nach dem Tode fand man die *musculi supraspinatus*, *infraspinatus* und *subscapularis* atrophirt und in fettige Substanz verwandelt, kaum

c. Lähmung sämmtlicher Muskeln des Oberarmes sahen wir in Begleitung eines rheumatischen *hydrops articulationis humeri*. Die Kranke, ein etwa 20jähriges Mädchen, konnte die Finger bewegen, Pro- und Supination vollführen, jede weitere Bewegung der Extremität, besonders die Erhebung der Schulter, war ihr unmöglich. Ob die Lähmung in diesem Fall ihren Sitz in den Muskeln oder den leitenden motorischen Nervenästen hatte, ist eine Frage für sich; gewifs ist nur, dafs die Exsudation in's Gelenk nicht die Ursache der Lähmung war. Auch stellte sich die Motilität früher wieder her, als die Gelenkaffection heilte.

4. Contractur als begleitende Erscheinung chronischen Gelenkleidens bildet sich allmählig aus, befällt die Adductoren, erreicht selten einen hohen Grad und ist begleitet von Schmerz, Anschwellung, eiternden Fisteln des Gelenkes. Entwickelt sich jedoch in Folge von *caries* wahre Ankylose des Gelenkes, so ist die symptomatische Diagnose

eine Spur des *musc. deltoideus*; der *biceps* atrophirt, ebenso die übrigen Armmuskeln, aber nicht entartet. Die Kapselmembran des Schultergelenkes war sehr dick und bestand aus mehreren Schichten deutlich von einander trennbaren Zellgewebes. Der *humerus* war in Berührung mit der *cavitas glenoidalis*. Schulterblatt, Schlüsselbein, Oberarmbein waren klein, aber normal." — Dieser, wahrscheinlich von frühen Jahren an bestehende Fall, findet sich unter der Bezeichnung: *case of undescrived congenital (?) malformation of the shoulder*. Für Mifsbildung finden wir keinen Beleg darin, wohl aber war der Arm, wie gewöhnlich bei anhaltenden Contracturen und Mangel an Uebung, in seiner Entwicklung zurückgeblieben. Andere Fälle dieser Art, in denen die Section den Irrthum nicht aufgeklärt, passiren als Ankylose. — Auffallend bleibt es immerhin, dafs beim Schultergelenk, trotz jahrelanger Immobilität keine Ankylose eintritt. Man findet wohl, nach Erschlaffung des Gelenkes ein morsches Crepitiren, sei's durch Verdickung der Synovia oder durch Reibung der Sehnen und Bänder, doch verrathen sich niemals stärkere Adhäsionen oder knöcherne Verwachsung durch Schwund der Knorpel. — Den überraschenden Effect des Chloroforms zur Beseitigung dieser scheinbaren Ankylose, sahen wir zuerst in Prof. B. Langenbeck's Klinik im Herbst 1848.

von der Lähmung des *m. deltoideus* nicht leicht. Das untrügliche Criterium bleibt hier die Chloroformnarcose. — Vollständige Ankylose sahen wir in folgendem Fall: Ein Kranker von etwa 30 Jahren hatte vor 10 Jahren eine Omarthrocace überstanden. An vorhandenen Narben erkannte man noch frühere Fistelöffnungen. Knochensplitter sollen nicht herausgekommen sein. Jetzt ragt das *acromion* spitzig hervor, unter ihm ist die Wölbung des *deltoideus* und *caput humeri* eingesunken. Jener Muskel ist durch Unthätigkeit schlaff und atrophisch. Die Adductoren und Muskeln der *scapula* sind stark contrahirt, so dafs Patient bei jeder Bewegung des Armes die *scapula* mitfortzieht. Ein Oberarmgelenk existirte nicht mehr. Der Kopf war wahrscheinlich zum Theil zerstört, durch *rarefactio* geschwunden; der kranke *humerus* war kürzer, als der gesunde.

5. Theilweise Lostrennung der Muskeln des Schultergelenkes von ihren Insertionspunkten, auch ohne Luxation, darf man gewifs erwarten. Wir haben nur in einem Fall eine wahrscheinliche Zerreifsnng des *musc. deltoideus* in ihren Folgen gesehen. — Bei der Präparation eines wegen *aneurysma spurium* der *art. axillaris*, heftig neuralgischen Schmerzen und Knochenwucherungen in der Achselgegend exarticulirten Oberarmes, fand sich unter dem Ansatze des *deltoideus* eine sehr poröse, von serösen Taschen des *periost's* durchsetzte Knochenwucherung, durch welche der Muskel von der Fläche des Knochens theilweise abgehoben war. Sie drang bis in den *sulcus intertubercularis* und füllte diesen vollständig aus, so dafs die Sehne des *caput longum bicipitis* getrennt, und während das obere Ende durch Atrophie verschrumpft war, ihren Ausgangspunkt und ihre Befestigung unter der Knochenmasse nahm. Abgerissene Knochensplitter hatten Anlafs zur Perforation der Arterie und zu den Neuralgien gegeben. Uebrigens war diese Hyperostose so locker, gefäfsreich, membranös durchflochten, dafs nur eine *periostitis* die Veranlassung gewesen sein konnte. Aufserdem war sie so begränzt und hatte so bestimmt localen Ausgangspunkt

von der Insertion des *deltoideus*, dafs wohl nicht anders als eine locale Ursache — eine gewaltsame Zerrung und theilweise Ruptur der Sehne — die Veranlassung gegeben haben konnte. — Auch hier wird die Lähmung des *m. deltoideus* mehr oder weniger als hervorstechendes Symptom erscheinen, die Lähmung aber wird unmittelbar nach dem Unfall sich einstellen, nicht erst allmählig, nach Ablauf einiger Zeit, wie bei der Contusion und Distorsion der Schulter. —

VII.

Die zweite Curvatur bei den Scoliosen.

Unser Körper ist ein so ungleich, aus losen Theilen zusammengesetzter, dafs nicht allein jedes Stück für sich seine eigene Schwerlinie hat, sondern auch die Summe aller sich zu einer statischen Linie nur mathematisch vereinigt denken läfst, während sie faktisch wohl niemals die einzige Stütze unseres Aequilibre's bildet. Durch die Beschaffenheit der Unterstützungsflächen, der Gelenke, trachten alle Theile unseres Körpers nach der einen oder anderen Richtung hin abzuweichen, und zwar mit vorwaltender Neigung nach der Flexionsseite. Ein Cadaver hat für aufrechte Stellung kein Aequilibre mehr. Der Schwerpunkt, den die Physiker für unseren Körper bestimmt haben, gilt nur für eine bestimmte Lage oder Stellung, nämlich die gestreckte. Bei geringer Abweichung von dieser Linie wird der angenommene Schwerpunkt verrückt, und die Richtungslinie fällt über die gegebene Grundfläche hinaus; es tritt Uebergewicht nach der einen oder andern Seite ein. Es ist defshalb erforderlich, dafs durch eine künstliche Gegenwirkung der Körper unterstützt und eine statische Linie auf physiologischem Wege hergestellt werde. Die Vermittler dieser Action sind die Muskeln, ohne deren Hülfe jede Stabilität unmöglich ist.

Durch die grofse Veränderlichkeit des Schwerpunktes werden zugleich alle Bewegungen im höchsten Grade erleichtert. Die Muskeln geben für jeden Wechsel nur den Impuls und dienen als Regulatoren. Das Gleichgewicht müssen wir suchen und erst durch Uebung finden lernen. Defshalb ist auch die statische Linie unseres Körpers in ungleich gröfserer Dependenz von der Wirksamkeit der Muskeln, als von der natürlichen Schwerkraft. Ohne jene löst sich diese in ihre Theile auf, es sinken die einzelnen Glieder je nach ihrem Uebergewicht zusammen.

Wenden wir diese, wie wir nicht zweifeln, in der Natur der Sache begründeten Verhältnisse auf die seitlichen Rückgratskrümmungen an, so mufs manche bisher aus dem Einflufs der Schwere und des Gleichgewichtes gedeutete Erscheinung als unhaltbar erscheinen. — Jede seitliche Verbiegung der Wirbelsäule zieht eine zweite entgegengesetzte nach sich.

Die Erklärungen dieses Vorganges stimmen alle darin überein, dafs sie dem gestörten Gleichgewicht die Ursache beilegen und variiren nur insofern, als sie die Störung entweder auf die Wirbelsäule beschränken oder auf den ganzen Körper ausdehnen. Man hat daher auch den secundären Krümmungen den Namen der ausgleichenden oder Compensationskrümmung beigelegt.

Nach der ersteren Ansicht zeigt sich in den abwechselnd entgegengesetzten Krümmungen „ein Bestreben, die Endpunkte der Biegungen in der Längenaxe des Körpers senkrecht übereinander zu erhalten.“ Der Träger dieses Bestrebens wird nicht näher definirt. Soll in der Schwere selbst die Ursache liegen, so hätte man sich den Vorgang etwa so zu denken, wie wenn zwischen drei und mehr perpendiculär über einander gehängten Kugeln die mittleren plötzlich herausgezogen werden, worauf dann die oberste in die Schwerlinie der untersten fällt. Allein man übersieht dabei, dafs in diesem Fall der Schwerpunkt unverändert geblieben sein mufs, was doch für die Krümmungen der Wirbelsäule unbedingt nicht der Fall ist, indem die Schwere gleichzeitig mit der primären Concavität abweicht, also die ganze Wirbelsäule bogenförmig nach ihrer Seite neigen müfste. — Soll die Ursache dagegen in den Muskeln liegen, so übersieht man wieder, dafs hierzu ein entgegengesetzter Zug erforderlich ist. Wenn man ein Fischbein in Sförmige Krümmung bringen will, mufs ein abwechselnder Druck nach entgegengesetzten Richtungen stattfinden. Auf solche Tractionen hat man aber kein Gewicht gelegt und hätte man sie auch stillschweigend vorausgesetzt, so hat man doch die Erhaltung des Gleichgewichtes in der geraden Axe und damit die statische Linie des Körpers als Ursache und Zweck angenommen, was in der That nicht begründet ist.

Nach der zweiten Ansicht hat man die veränderte Schwerlinie des ganzen Körpers als Ursache der secundären Curvatur betrachtet. „Neigt sich der Körper nach einer Seite, so wird das Gleichgewicht im Becken gestört, Stehen und werden unmöglich, daher als Gegenwicht die zweite Krümmung.“ Velpeau (Anat. chirurg.) sagt kurzweg: *la formation de ces courbures est une chose très simple et toute mécanique, elle tient au poid du corps et à l'action des muscles.* Ob sie mechanisch ist und von den Muskeln abhängig, werden wir sehen, aber *chose très simple* unter dem *poid du corps* (was ihm der *pesanteur* gleichgilt) ist sie gewifs nicht.

Wir haben gesehen, dafs das Gleichgewicht unseres Körpers nicht durch die immanente physikalische Schwerkraft, sondern durch die Muskelaction erhalten wird. So lange diese ausreicht, kann keine Störung eintreten. Wir haben ferner gesehen, dafs unser Schwerpunkt ausgedehnte Verschiebung gestattet, ohne dafs wir defshalb das Gleichgewicht verlieren. Eine Incurvation der Wirbelsäule kann diese Verhältnisse nicht ändern. Die Abweichung in der Gravitation ist überdiefs bei manchen Scoliosen so geringfügig, dafs eine willkürlich oder unwillkürliche Verbiegung der Wirbelsäule nach der entgegengesetzten Seite aus diesem Grunde nicht motivirt werden kann. Die tägliche Erfahrung liefert uns aufserdem Beweise gerade des umgekehrten Verhaltens, indem wir einmal sehen, dafs der wirklich reine Einflufs der Schwere nur eine einfache, gleichförmige Verbiegung nach der **geneigten** Seite hervorruft, und dafs zweitens selbst ein bedeutendes Uebergewicht nach einer Seite nicht im Stande ist unser Gleichgewicht zu stören. Bei alten Leuten in Folge von Atrophie und Schwäche der Streckmuskeln, ist oft durch den Einflufs der Schwere die Wirbelsäule nach hinten ausgebogen, sie gehen mit Kopf und Rumpf zur Erde geneigt; es zeigt sich aber weder eine compensirende Verkrümmung, noch ein Verlust des Gleichgewichtes. Defsgleichen bei der Kyphose finden wir keine entsprechende Lordrosis und ohne Lähmung der Rückenmarksnerven keinen schwankenden Gang. — Totale Hemiplegien sind eine sehr seltene Erscheinung und kurz die Zeit sie zu beobachten; man sieht aber niemals, selbst wenn die Wirbelsäule nach der gelähmten Seite ausweicht kraft Einwirkung der Schwere eine Compensivkrümmung. Bei Kranken, die in der Brust ein Empyem, in der Bauchhöhle einen Milztumor tragen, ist sicher das Gewicht der Körperhälften nicht im Einklange, und doch tritt **während ihres Bestehens** keine gleichlaufende Schwingung der Wirbelsäule nach der einen oder andern beschwerten Seite ein. Es haben also die Differenzen der Schwere, die einseitigen Paralysen keinen Einflufs auf die secundäre Verkrümmung der Wirbelsäule. Die Bezeichnungen „Compensationskrümmung", „ausgleichende Verbiegung" schliefsen daher einen falschen Begriff in sich. — Wo das Gleichgewicht nicht gestört ist, kann auch die Herstellung desselben nicht Zweck der zweiten Krümmung sein.

Man hat auch die normalen Curven der Wirbelsäule vom Körpergewicht abhängig machen wollen, allein sie finden sich schon beim neugeborenen Kinde, finden sich in der Conformation des Wirbelgerüstes, nicht in localer Zerrung der Schwere begründet.

Für die secundären Verkrümmungen bei Scoliosen ist durch den Ausdruck des gestörten Gleichgewichtes weder über die Nothwendigkeit derselben, noch über die Art ihres Zustandekommens ein irgend fafslicher Aufschlufs gewonnen.

Die Ursache sowohl, wie die Vermittlung sind rein örtlichen Ursprungs, sie liegen nicht in den statischen, sondern in den veränderten mechanischen Verhältnissen.

Wenn eine Scoliose ausführbar wäre, ohne dafs die verkrümmte Stelle zugleich über die Mittellinie convex hervorragte, so würde es keine secundäre Curvaturen geben.

Aus diesem Grunde tritt auch die zweite Krümmung später ein, als die erste, von welcher sie abhängt, und steht sie dem Grade nach hinter jener zurück.

Nicht nach der Ausdehnung der primären Incurvation, sondern nach dem Grade der Convexität richtet sich die Gröfse des zweiten Bogens.

Man hat *a priori* gefühlt, dafs die secundären Verkrümmungen zu den primären in einem bestimmten Verhältnisse stehen müssen, und in dieser Voraussetzung Berechnungen angestellt, welche mit Hülfe der Höhe, der Ausdehnung, des Krümmungswinkels bestimmte Proportionen für alle Fälle ergeben sollten. (Valentin Lehrbuch d. Phys. II, 204). Doch haben die Resultate bisher der Theorie, wie der Erfahrung widersprochen. Es scheinen verlorene Versuche, deren Einzelwerthe aus unermittelten Gründen an der Wirklichkeit scheiterten.

Ging man auch bei diesen Untersuchungen von der Idee des herzustellenden Gleichgewichtes aus, so konnte darunter das Verfahren leiden, auf die wirkliche Thatsache jedoch mufste die Auslegung ohne Einflufs bleiben. Ihr Grund sei welcher er wolle, so mufs es gewisse Bedingungen und daher gewisse Proportionen geben, nach welchen jene Krümmungen sich gegenseitig bestimmen.

Uns hat auch bei dieser Gelegenheit die Theorie der Muskelaction geleitet, und ihr entsprechend haben wir ein Resultat gefunden, welches nicht allein ein für alle Fälle übereinstimmendes Verhältnifs ermittelt, sondern auch den Schlüssel giebt, die früheren Irrthümer zu lösen, wie die durch Rechnung erhaltenen Zahlen in ihr rechtes Licht zu setzen.

Diese Formel ist folgende: Die Höhe des zweiten Bogens steht in umgekehrtem Verhältnifs zur Abweichung des ersten von der Mittellinie, d. h. je geringer diese ist, desto höher, desto flacher die zweite Curve und umgekehrt. Trigonometrisch ausgedrückt, würden wir sagen: die zweite Curvatur ist proportional dem Sinus aus der Höhe der ersten. Dabei kann die Länge der oberen (der Krümmungswinkel) grofs oder klein, die Convexität mehr spitz oder stumpf, die Verbindung der Endpunkte, die Sehne des oberen Bogens kurz oder lang sein. Alles dieses ist wandelbar und für allgemein festzustellende Normen unzulänglich. Es sind diese Hülfsmittel der Berechnung gegeben von der Anzahl, Dicke, Nachgiebigkeit der verschobenen Wirbel, nicht von dem Moment der Verschiebung, der mechanisch wirkenden Kraft, deren Gröfsenverhältnifs man ermitteln will. Die Bedingungen, nach welchen diese Kraft wirkt, reflectiren sich in der Verschiebung; jedoch ohne sie in Anschlag zu bringen, erhält man für jeden einzelnen Fall einen besonderen, isolirten, unvermittelten Werth. Nimmt man die Höhen oder den Krümmungswinkel zur Basis des Ansatzes, so kann das Facit nur für stätige Curven Gültigkeit haben, d. h. für solche, die entweder keiner oder einer unter allen Umständen, zu allen Zeiten gleich mächtigen Kraft — z. B. der Eigenschwere — unterworfen sind. Man sucht die Abweichung, statt die Abweichung selbst für die Curve in Anschlag zu bringen. Beurtheilt man nun die einzelnen, aus solchem Gesichtspunkt entworfenen Paradigmen nach unserer Formel, so löst sich der anscheinliche Widerspruch, und gerade aus ihnen liefse sich ein Beleg für unsere Proportion entnehmen.*) Immer findet sich ein umgekehrtes Verhältnifs zwischen der Ausdehnung der zweiten Curve und der Entfernung der ersten von

*) Anmerkung. In der zweiten Auflage seines Buches abstrahirt Valentin ganz von diesem Wechselverhältnifs der Curven und giebt, so viel wir während des Druckes dieser Seiten aus einem flüchtigen Ueberblick ersehen konnten, im Anhange nur eine veränderte Formel zur Berechnung für die Neigung der verkrümmten Wirbelsäule.

der Mittellinie. Wir finden auch am Lebenden diefs Wechselverhältnifs stets unterhalten, täuschen uns aber oft sehr, wenn wir die Weite des ersten Bogens proportional dem zweiten setzen wollen.

Nach diesen beiden Fragen von dem Einflusse des Gleichgewichtes und dem mathematischen Wechselverhältnifs zwischen beiden Krümmungen, wenden wir uns zur Schlufsfrage, nämlich der Entstehung.

Wenn aus dem Vorhergehenden sich ergiebt, dafs die Abweichung von der Mittellinie die absolute Bedingung für die secundäre Krümmung enthält, so haben wir nun deren Einflufs auf die beeinträchtigten Kräfte, d. h. die Mechanik ihres Zustandekommens näher zu prüfen.

Auch hier haben wir es wieder mit einem Wechselverhältnifs zu thun, zweien Gröfsen, die sich gegenseitig bedingen und wechselseitig steigern. Es sind diese: Der neu entstandene Hebel und die veränderte Muskelaction.

Abstrahiren wir davon, wie die primäre Entfernung eines oder mehrerer Wirbel von der Medianlinie zu Stande komme, so leuchtet es ein, dafs durch jede derartige Prominenz auch die Zugsrichtung der anschlagenden Muskeln geändert wird. Sie, die bei normaler Wirbelsäule ihren Angriffspunkt und ihre Wirkung parallel der Mittellinie haben, die durch ihren Verlauf (ohne die normalen Curven) beinahe in gleicher Ebene mit ihren Hebeln wirken, sie bekommen jetzt eine veränderte, mehr schiefe Richtung, einen gröfseren Insertionswinkel und einen je nach der Entfernung von der Mittellinie zunehmenden mathematischen Hebel. Erinnern wir uns bei diesen Verhältnissen an die aufgestellten Gesetze für die Kraftgröfse der Muskeln (S. 5), so wie an die Bedingungen für die Spontaneität ihrer Contraction (S. 31), so fallen die Muskeln unterhalb der Convexität nothwendig in Contractur. Sie befördern alsdann das Hervorziehen der Wirbelsäule, sie schaaren sich, je mehr ihrer Dentationen nach und nach mit den prominenten Wirbeln in Berührung kommen und steigern physisch wie mechanisch ihre wirkenden Kräfte.

Aus dieser Contractur, da sie meist Muskeln betrifft, welche mehrfache Hebel regieren, also doppelte Function haben, geht auch ein Hervorziehen des andern Endes ihres Hebels, die Einbiegung der untern Wirbel und des Beckens hervor. Es wird in dem Maafse, wie die Abweichung der oberen Krümmung zunimmt, der untere Bogen verkürzt, die untere Convexität mehr in die Augen fallend. Dabei ist es durchaus irrelevant, ob die obere Krümmung in weitem oder engem Bogen, und dann mit desto gröfserer Inclination, sich ausspannt. Diefs hat seinen Grund in der Anzahl und Beschaffenheit der verschobenen Wirbel und den für die primäre Contractur primär beanspruchten Muskeln.

Es ist klar, dafs wenn die Muskeln unterhalb der Convexität in ihren mechanischen Verhältnissen begünstigt sind und sich contrahiren, das gleiche Verhältnifs auch auf die Muskeln oberhalb derselben einwirken müsse. Wir finden defshalb die Cervicalmuskeln in entsprechender Weise contrahirt. Der Hals ist scheinbar verkürzt, je nachdem die Halswirbel mehr oder weniger nach vorn gedrängt sind. Dafs überhaupt die Gegend, an welcher die Wirbelsäule primär verkrümmt ist, ob unten oder oben, für die Entstehung der secundären Curvatur gleichgültig ist, geht aus den Fällen hervor, in welchen die untere Krümmung zuerst entstand, die zweite aber nicht fehlte und sich oberhalb derselben bildete.

Je weniger Wirbel im Allgemeinen bei der ersten seitlichen Verschiebung betheiligt sind, je mehr diese abweichen, je nachgiebiger die Bänder und weicher die Knochen sind, desto mehr einzelne, wellenförmige Windungen entstehen.

Auch bei der Kyphose, wenn sie die ersten Rückenwirbel ergreift, entsteht eine scheinbare Verkürzung des Halses, eine Lordrose dieses Theils der Wirbelsäule. — Ist die Kyphose mit seitlicher Abweichung verbunden, so hat auch sie Scoliose der entgegengesetzten Seite zur Folge. Wir sahen z. B. ein vierjähriges Kind mit einer Kyphose des letzten Lendenwirbels und oberen Theils des *os sacrum*, wobei zugleich das letztere nach links convex ausgebogen war. In Folge dessen hatte sich sowohl das Becken schiefgestellt, indem es nach links heraufgezogen war, während das verkürzte Bein beim Gehen nachgezogen wurde, als auch hatte sich eine secundäre Verkrümmung der Wirbelsäule oberhalb, zwischen den Schulterblättern eingestellt und zwar mit der Convexität nach rechts. Sobald das Kind gestreckt hingelegt wurde, liefs sich das Bekken gerade stellen; damit hörte die Verkürzung der Muskeln an der concaven Seite der Wirbelsäule auf, und die Scoliose verschwand.

Es liegt nicht in unserer Aufgabe, die Ursachen der primären Rückgratskrümmungen zu prüfen; dafs aber auch für sie die Muskeln wenigstens die Werkzeuge sind, unterliegt keinem Zweifel. Während aber die erste Krümmung oft an die Muskeln übertragen wurde, darf deren Secundogenitur ihre Abstammung direct nur von den Muskeln herleiten. —

Die Verkrümmungen sind überall nur Störungen — nicht im physischen Gleichgewicht, welches nicht vorhanden ist — sondern im Gleichgewicht der Kräfte. — Bei der Wirbelsäule wird diese Störung ihrer vielgliedrigen Länge wegen, so wie der vielfach isolirten Muskelansätze und der doppelten Function halber, keine einfache, sondern eine doppelte. Man kann also auch in diesem Sinne die zweite Curvatur nicht als compensirende (*ad integrum* restituirende) bezeichnen, da sie die Störung verdoppelt und wesentlich ihre Ursache im veränderten Antagonismus hat. Sie ist nicht primär pathologisch, sie ist secundär, sie ist aber auch kein Heil- und Gleichgewichtsbestreben, sondern aus einseitig überwiegender Muskelaction hervorgegangen. Sie ist der ersten Krümmung untergeordnet, sie schwindet mit ihr; allein sie ist hervorgerufen durch die veränderte Stellung der Dreh- und Angriffspunkte und die dadurch erregte Contraction der Muskeln ihrer concaven Seite. Wir schlagen defshalb vor, sie als secundäre, antagonistische Verbiegung zu bezeichnen, oder, um jegliche Zweideutigkeit zu verhüten, als Complementär-Curve. —

Wir schliefsen diese Beiträge, indem wir noch unser Bedauern aussprechen, dafs wir gar manche Fragen, die sich während der Behandlung dieses Gegenstandes uns aufgeworfen haben, noch unbeantwortet lassen mufsten. Wir werden nicht aufhören, sie mit Interesse zu verfolgen, so manche Schwierigkeiten auch sich ihrer Lösung in den Weg stellen.

Es liegt in der Natur menschlicher Launen, dafs sie sich Rechenschaft zu geben suchen von dem Zusammenhange der Erscheinungen. Je dunkler und räthselhafter deren Entstehung, je überraschender die Entwicklung ist, desto unbegränzter das Feld unserer Forschung und unserer — Verirrung. Doch sie fesseln uns selbst im Verfall, sie sind uns lieb, auch wenn sie trügen. — Wir haben in diesen Blättern nur gröbere Erscheinungen betrachtet, im engen Raum und auf solider Bahn, Erscheinungen, wie sie die tägliche Erfahrung uns vorführt. Und doch sahen wir auch hier ein ganzes Spiel von Thätigkeiten, einfach und bewundernswürdig in ihrer Reinheit, in ihrer Entartung gemischt mit Trug und Wirklichkeit, mit Steigerung und Erlahmung, beherrscht von wechselnden Impulsen, vielfach eingreifend und doch immer hinderlich, vielgestaltig und immer mifsfällig. Wir haben diesem Wandel nachgeforscht, weil auch in allen Variationen eine gewisse Consequenz uns frappirte. Was wir darüber zu ermitteln wufsten, ist nur wenig und dieses ungenügend. Möchte es uns indefs gelungen sein, wenigstens dem Gegenstande neue Aufmerksamkeit zu erwerben.

FSC
www.fsc.org
MIX
Papier | Fördert gute Waldnutzung
FSC® C083411

Zeitfracht Medien GmbH
Ferdinand-Jühlke-Straße 7
99095 Erfurt, Deutschland
produktsicherheit@kolibri360.de